Terapia con luz roja

Una guía a la medicina natural de la luz sanadora

Por Ari Sloan & Mark Whitten

© **Copyright 2019 por Ari Sloan & Mark Whitten - Todos los derechos reservados**

El contenido de este libro no puede ser reproducido, duplicado o transmitido sin el expreso permiso del autor.

Cualquier forma no autorizada de distribución, copia, duplicación, reproducción, o venta (total o parcial) del contenido de esta web, tanto para uso personal como comercial, constituirá una infracción de los derechos de copyright. Todos los derechos reservados.

La información que se provee en este libro es verdadera y consistente, cualquier inconveniente, por uso o abuso de cualquiera de las políticas, procesos o direcciones contenidas aquí es responsabilidad del lector. bajo ninguna circunstancia el escritor o editor aceptaran culpa o responsabilidad legal, ni se harán cargo de reparación de daños o pérdida monetaria, directa o indirecta que resultara de la lectura de este libro.

Los autores respectivos son dueños de todos los derechos no reclamados por el editor.

<u>Aviso legal</u>:

Este ebook está protegido por las leyes de copyright. Es solo para uso personal. Prohibido corregir, distribuir, vender o citar total o parcialmente este libro sin expreso permiso de su autor o dueño de los derechos. Se tomarán acciones legales si esto no se cumpliese.

Disclaimer:

La información contenida en este libro es para propósitos educativos y de entretenimiento únicamente. Se han tomado todos los recaudos para proveer información exacta, actualizada y confiable. No se expresan ni se implican garantías de ningún tipo. El lector reconoce que el autor no está tratando de proveer asesoría legal, financiera o profesional.

Mediante la lectura de este documento, el lector manifiesta su conformidad de que no somos responsables por ninguna pérdida, directa o indirecta, incurrida como resultado de la lectura o uso de la información contenida en este documento, incluyendo, aunque sin limitarse a errores, omisiones o inexactitudes.

*Este libro no pretende ser un sustituto de la asesoría médica de un profesional de la salud. El lector debería consultar a un médico, en especial en lo referente a cualquier síntoma que requiera atención y diagnóstico médico.

Tabla de contenidos

Introducción

Seccion I: Entendiendo la terapia con luz roja

Capítulo 1: Una introducción a la terapia con luz roja

Capítulo 2: Beneficios de la terapia con luz roja

Capítulo 3: Otros tipos de terapias de luz

Capítulo 4: Preguntas frecuentes acerca de la terapia con luz roja

Seccion II: Usando la terapia con luz roja

Capítulo 5: ¿Debería consultar un profesional o puedo usar la terapia con luz roja en casa?

Capítulo 6: Cómo elegir un dispositivo de terapia con luz roja

Capítulo 7: Tipos de dispositivos para terapia con luz roja

Capítulo 8: Cómo usar la terapia con luz roja en casa

Conclusión

Lectura recomendada

Referencias

Introducción

Solo hace falta echar un vistazo al mercado de suplementos de salud para entender el gran deseo de mucha gente de encontrar la droga milagrosa que cure todos lo males. Muchos suplementos en el mercado tienen beneficios específicos y son altamente buscados, dependiendo de la última palabra de los 'expertos' al respecto.

Ahora, piensa en lo rápido que se vendería un suplemento si se probara que es tan poderoso que beneficia todos los aspectos de la salud. ¿Qué pasaría si existiera algo que pudiera ayudar a manejar desórdenes neurológicos, depresión y ansiedad? ¿Y si hiciera esto mientras tiene efectos anti edad en la piel, disminuye el tiempo de recuperación luego del ejercicio, acelera el descenso de peso, aumenta la habilidad del cuerpo de sanar y ayuda a luchar contra algunas enfermedades autoinmunes? Si una pastilla pudiera hacer todo esto, sin efectos secundarios, no hay persona en el mundo que no desearia tenerla.

El hecho es que existe un tratamiento que provee todos estos beneficios y más, solo que no viene en forma de suplementos: es la terapia con luz roja. El uso más antiguo de esta terapia le mereció el premio Nobel a Niels Ryberg Finsen por el tratamiento del sarampión. Más tarde, los astronautas de la NASA contarán historias asombrosas acerca de ella, y como ayudo a sanar heridas y levantar el ánimo de la tripulación durante su expedición espacial. De ahí en más, se han llevado a cabo numerosos estudios para ayudar a científicos, médicos a hasta al público en general a entender los beneficios de la terapia con luz roja.

Décadas de investigación después, no hay duda de que la terapia con luz roja funciona. Ha probado ser efectiva para sanar heridas y para otros usos, desde el tratamiento del acné y reducción de cicatrices hasta eliminar los efectos del sol y daño de la piel producto de la edad. También ayuda en casos de inflamación, incrementa la circulación a tu piel y mucho más.

Por una cuestión de simplicidad, este libro se separará en dos secciones. En la primera, aprenderás qué es la terapia con luz roja (TLR), la ciencia detrás de su funcionamiento y los beneficios que ofrece. Tambien aprenderas acerca de otras terapias de luz y cómo pueden usarse junto con la TLR para producir resultados específicos. En la segunda sección del libro, exploramos el uso de TLR, incluyendo donde puedes acceder a ella y cómo usarla en casa. También incluiremos consejos acerca de qué tan a menudo debería usar la terapia con luz roja, los dispositivos disponibles y cómo elegir uno para tu necesidad en particular.

Espero que la terapia con luz roja te ayude a lograr tus objetivos, ya sea tratar una enfermedad, o tener piel más joven y saludable. ¡La mejor de las suertes!

Seccion I: Entendiendo la terapia con luz roja

Capítulo 1: Una introducción a la terapia con luz roja

La terapia con luz roja (TLR) o foto-bio-modulación, es la acción de estimular las células desde abajo de la superficie de la piel usando ondas de luz roja. Las ondas de luz roja producen un efecto diferente al de otras ondas, como las ondas de luz azul o verde. Penetran debajo de la superficie y estimulan las células, generando que estas produzcan mayor energía celular. Este efecto puede ser usado para acelerar el proceso de sanación del cuerpo, aumentar la producción de colágeno y mejorar la circulación. Este capítulo explorará la ciencia detrás de la luz con terapia roja, según las medicinas occidental y oriental. Tambien aprenderas la historia de la terapia con luz roja.

La historia de la terapia con luz roja

La medicina antigua no se construyó sobre las mismas bases científicas que sostenemos hoy. Mucho de lo que sabemos hoy en día se basa en avances tecnológicos y nuevas formas de investigación. Lo que si hacia la medicina antigua era encontrar patrones que tuvieran determinados efectos sobre el cuerpo. Estos patrones llevaron a un conocimiento más comprehensivo de plantas, terapias alternativas y otras formas de tratamiento para sanar el cuerpo.

Hay varias culturas que usan la luz roja y la luz de otros colores en sus terapias de sanación, como los chinos, indios, griegos y egipcios, entre otros. La tecnología para crear luz de diferentes colores usando focos y electricidad no se conocería sino hasta siglos más tarde, pero estas culturas lo suplían tiñendo telas de colores diversos para promover determinados efectos sanadores sobre el cuerpo. Estas telas eran colgadas en las ventanas de las habitaciones destinadas a la sanación.

Aunque el primer hombre reconocido por el uso de la terapia con luz roja en la medicina occidental es el Dr Niels Ryberg Finsen, su uso por primera vez para tratar la viruela en el siglo XIV. John de Gaddesden se desempeñó como médico y sacerdote en Inglaterra, donde escribió un tratado en el que describia como el color rojo parecía tener propiedades curativas para la viruela. John había envuelto a su paciente en telas de color rojo y colgado cortinas también rojas para dar a la habitación un tono rojizo.

No se sabe a ciencia cierta si fueron las investigaciones tempranas de Gaddesden lo que motivó al Dr Ryberg Finsen a comenzar con su trabajo en 1892, aunque se le adjudican investigaciones en torno a la viruela. Su trabajo comprobó la efectividad de la terapia con luz roja para el tratamiento de la viruela, ya que impedía la formación de cicatrices y contribuye a sanar las lesiones, lo que garantiza a los pacientes una mejor recuperación. En 1903 ganó el premio Nobel de Medicina por su investigación.

Una década antes, Edwin D. Babbitt publicó un libro titulado "Principios de la luz y el color" en los Estados Unidos. Esta publicación de 1878 establece la base para la terapia con color. Desde allí, esos principios viajaron a la India cuando Dinshah Ghadiali realizó una visita a los Estados Unidos en 1896. Luego de su regreso a la India, Ghadiali fue invitado a la casa de una prominente familia, donde una mujer agonizaba. Aunque se encontraba bajo el cuidado de un respetado doctor, las medicaciones y el cuidado recibido hicieron poco para mejorar su condición. La mujer estaba en un estado crítico, víctima de colitis mucosa, sufriendo un promedio de 50 deposiciones acuosas por día.

Como la medicina tradicional parecía haber desahuciado a la mujer, Ghadiali se volvió a las plegarias. Entonces recordó lo que había leído acerca de la terapia con color. Usando botellas labradas de cristal azul violáceo, agua y una lámpara de keroseno creó una lámpara de luz azul. Orientó la luz índigo de la lámpara al abdomen de la mujer, y también la hizo beber leche de una botella azul que había estado al sol. La mujer comenzó a sanar; gracias al tratamiento con leche, la terapia de luz o una combinación de ambas, las deposiciones descendieron a diez por dia. Luego de tres días, la mujer estaba lo suficientemente repuesta como para levantarse de la cama.

Varias personas más contribuyeron a acumular conocimiento sobre la terapia con luz. La utilidad de la TLR se explicaría en detalle en el libro de John Harvey Kellogg de 1910 "Terapias de la luz." En 1920, Kate Baldwin, la cirujana en jefe del Hospital de Mujeres de Filadelfia, indicó en una presentación que "El color [era] la medida terapéutica más exacta y simple desarrollada hasta el momento..." Luego describió los seis años que había pasado estudiando exclusivamente la terapia con color y las tres décadas en las que había ejercido en el hospital, en consultorios privados y como cirujana usando la terapia de color para obtener mejores resultados y acelerar los procesos de recuperación en sus pacientes. Esa fue la aplicación moderna más extendida de la terapia con color. Sus métodos fueron adoptados por médicos a nivel nacional en los Estados Unidos.

Uno de los mayores defensores del mensaje de la Dra. Baldwin acerca de los beneficios de la terapia con color fue la medicina naturopática Hazel Parcells, quien usó la terapia con color con sus pacientes pero también en su vida. La Dra. Parcells vivió hasta la edad de 106 años, permaneciendo activa y en buen estado de salud hasta el final de su vida, muriendo pacíficamente mientras dormía. En su biografía, se adjudica la larga y saludable vida de la Dra Parcells a sus herramientas holísticas de sanación. También sostenía que si tuviera que elegir solo una cosa para mejorar su vida, sería la terapia con color.

Aunque era aparente que la terapia con luz era un área digna de estudio, fue eclipsada por otras investigaciones. Esto cambió en la década del '90 sin embargo, cuando los astronautas de la NASA viajaron al espacio. Se cultivan vegetales como fuente de alimento. Las luces usadas para cultivar estos vegetales no solo beneficiaron a las plantas: los astronautas también notaron que las heridas sanaban más rápido y que la luz afectaba positivamente su estado de ánimo. Esto puso a las terapias con luz, particularmente la terapia con luz roja, nuevamente en el foco de la investigación científica. Las investigaciones de las siguientes décadas se construiría sobre lo que se había probado como cierto casi un siglo antes.

La ciencia detrás de la terapia con luz roja: como funciona

Si observamos las diferencias entre las medicinas de oriente y occidente, notaras que los orientales tienden a elegir hierbas y técnicas naturales como alineacion de chakras y acupuntura para ayudar a equilibrar y sanar el cuerpo, mientras que los occidentales tienen un enfoque mucho más científico y medicinal.

Terapia con luz roja en medicina occidental: Fotobiomodulación

Aunque hubo un cierto interés en la terapia con luz roja a

comienzos del siglo XX, no se estudió en profundidad por varias décadas. En la década del '90, a raíz del redescubrimiento por parte de la NASA de los beneficios de la terapia con luz, los científicos han sentido renovarse su interés por la fotobiomodulación.

Se ha estudiado y cuantificado en laboratorios; los investigadores trabajaron arduamente para entender qué es lo que puede hacer la terapia con luz roja y como funciona. Durante la siguiente década, los científicos desarrollaron un conocimiento más profundo acerca de la TLR. Algunas aplicaciones se están estudiando más en detalle, aunque la evidencia que se tiene hasta ahora muestra su efectividad para aliviar dolores, tratar heridas, cicatrices y problemas de la piel, así como en tratamiento anti edad.

Aparte del termino fotobiomodulación, esta terapia puede recibir otros nombres:

Bioestimulación

Fotobioestimulación

Terapia con luz de baja intensidad (LILT, por sus siglas en inglés)

Láser de bajo nivel o terapia con luz de bajo nivel (LLLT)

Estimulación fotónica

Fotorejuvenecimiento

Terapia con luz infrarroja

Terapia de laser frio

Terapia de láser suave

Terapia de láser de baja intensidad (LPLT)

Y más...

Terapia con luz roja en medicina oriental: La energía de la luz

En medicina oriental, se cree que la terapia con luz roja funciona debido a la forma en que interactúa con el flujo energético del cuerpo. La TLR se usa para estimular ciertas áreas, especialmente chakras o puntos meridianos. La práctica oriental de la terapia con luz roja se usa para aumentar la vitalidad, mientras que la colorpuntura es un proceso que usa un rayo de luz roja para estimular el cuerpo en la misma forma que lo hace la acupuntura, sin la necesidad de usar agujas. Hay inclusive un tipo de terapia para animales, llamada terapia de luz fotónica.

Longitudes de onda usadas en la terapia con luz roja

La luz 'roja' que se usa en la terapia con luz roja proviene del espectro de ondas de luz visibles para el ojo humano. Las longitudes de onda se miden en nanómetros; el ojo humano generalmente es capaz de ver colores que se encuentran entre los 400 y los 700 nanómetros. Las ondas de luz 'rojas' que crean la estimulación en la TLR se encuentran entre los 620 y 700 nanómetros. Es importante saber esto, ya que hay dispositivos que se promocionan como los más efectivos del mercado, porque usan longitudes de onda entre los 630 y 660 nanómetros. Aunque estas parecen ser las longitudes de onda más populares para usar en estos productos, otros estudios sugieren que los efectos de la terapia con luz roja pueden surgir de cualquier onda de luz roja dentro del espectro.

Cómo funciona la terapia con luz roja a nivel celular

Aunque el ser humano es una entidad singular, el cuerpo humano se constituye de bloques mucho menores llamados células. Hay miles de millones de células en el cuerpo; su función es la de proveer estructura (las células forman órganos, piel y mucho más) y ayudar a convertir los nutrientes en la energía que necesita el cuerpo. Es la energía que hace que funcione el cerebro, que el corazón lata y que las heridas sanen, entre muchas otras funciones.

Las células son entidades microscópicas, aunque no son la unidad más pequeña con una función dentro de nuestro cuerpo. Dentro de las células está la mitocondria, pequeñas organelas que se encuentran dentro de la estructura celular de cualquier organismo complejo. Las mitocondrias son las encargadas de producir la energía química necesaria para que las células lleven adelante sus otras funciones. Producen el 90% de la energía celular, aunque no es lo único que hacen: también descomponen los materiales de desecho de la celular, reciclan productos secundarios de este proceso de descomposición y producen las sustancias químicas necesarias para mantener al cuerpo en funcionamiento. La mitocondria cumple también un papel en la muerte de las células, lo cual es necesario para la reproduccion de celulas saludables en el cuerpo.

La energía creada dentro de la mitocondria se denomina ATP o adenosin trifosfato. La luz roja brinda a la mitocondria una carga extra, que les permite aumentar su producción de ATP. Al aumentar la cantidad de ATP disponible para las células, pueden rejuvenecer, funcionar a un nivel más alto y reparar daños.

Las ondas de luz roja siguen varios pasos para estimular la producción de ATP. La mitocondria responde a las ondas de luz roja, así como otras ondas que caen dentro de los rangos de entre 600 y 1000 nanómetros. Esto es así debido a una enzima de cobre llamada oxidasa citocromo, que absorbe luz a esa frecuencia. La oxidasa citocromo se une al óxido nítrico de la célula. El óxido nítrico cumple la función crítica de restringir la cantidad de oxígeno que la molécula productora de energía oxidasa citocromo puede usar, lo que inhibe sus procesos biológicos. Cuando la luz roja penetra en la célula, disociar estos dos elementos y permite a la oxidasa citocromo incrementar los niveles de energía y la función metabólica a nivel celular.

Desde aquí, las ondas de luz roja llegan al citoplasma celular, alterando el agua en su estructura. Esta alteración permite a la celular intercambiar iones, lo que eventualmente lleva a la síntesis de ATP. El ATP que se genera al usar terapia con luz roja es una de las grandes razones por las que la TLR es tan efectiva para el tratamiento de tantas . El ATP es una energía celular necesaria para todo lo que uno hace, desde respirar hasta parpadear. De hecho, probablemente has quemado miles de millones de celulas de energia solo leyendo la introducción de este libro. La terapia con luz roja tiene también toda otra batería de beneficios, pero el ATP es la fuente energética del cuerpo y elevar sus niveles puede potenciar la sanación y evitar que tu cuerpo trabaje de más.

Otra forma en que la terapia con luz roja funciona luego de penetrar en la célula es equilibrando las especies reactivas de oxígeno. Estas moléculas son responsables por procesos como la modulación de citosina, síntesis de proteínas, producción de factores de crecimiento, oxigenación de tejidos, reducción de inflamación y proliferación celular.

Las células inmunes también se ven afectadas por los tratamientos con TLR. Las ondas de luz penetran los mastocitos, lo que causa que las células se degranulan. Esta desgranulación genera que la célula libere citocinas TNF, lo que permite que las células blancas se dispersen por los tejidos del cuerpo para fomentar la sanación. Además, la sanación de heridas se debe a la activación de células blancas en áreas específicas y el movimiento desencadenado de las células epiteliales.

Finalmente, la terapia con luz roja puede aumentar la producción del factor de crecimiento de fibroblastos. Los fibroblastos ayudan a producir colágeno y aumentar el movimiento del colágeno a través de las paredes celulares. Esto puede ayudar a mejorar la salud y firmeza de la piel, así como traer beneficios para las articulaciones.

Los seres humanos necesitan la luz para estar saludables

En la ciudad de Fairbanks, Alaska, en el periodo comprendido entre el 17 de mayo y 27 de julio los días nunca terminan. La ciudad está en un ciclo de luz, con dos horas de crepúsculo entre el atardecer y el amanecer, donde el sol permanece a aproximadamente 6 grado por sobre el horizonte. La mayoría de los locales le dan la bienvenida a este periodo que marca el final de un invierno cruel. Según los reportes, la mayoría de la gente compra cortinas 'blackout' para usar durante las horas que planean dormir. De otra forma, sería difícil mantener un ciclo sueño-vigilia saludable.

La gente de Alaska se deleita con esta luz, aún disfrutando de actividades durante las horas nocturnas. Esto puede incluir obligaciones como cortar el pasto o diversión, como paseos de medianoche en la montaña. La exposición a la luz del sol es muy necesaria luego del largo y difícil invierno.

Esta emoción de los días más largos es entendible luego de los largos meses de estar bajo techo. Sin embargo, este deseo puede también tener su origen en el hecho biológico de que los seres humanos necesitan de la luz para tener salud. Mucha gente sabe que la luz del sol es buena para la piel. Sin embargo, hay otras razones para aprovechar el sol. Por ejemplo, la exposición reducida al sol que gran parte de la gente sufre durante el invierno puede causar una baja en los niveles de serotonina que puede llevar al trastorno afectivo estacional. Este trastorno se caracteriza por depresión que resulta de la falta de exposición al sol, causado típicamente durante el invierno. Eso es el resultado de la falta de luz, ya que lo que genera la producción de serotonina es el contacto de la luz solar con ciertas áreas de la retina. En muchos casos, se usa un tipo de fototerapia (pero no terapia con luz roja) para estimular la producción de serotonina.

La luz solar juega un papel crítico en el ciclo sueño-vigilia. La hormona serotonina que ayuda a impulsar tu estado de ánimo también puede causar un sentido de alerta en el cerebro y ayudarte a sentirte en calma y enfocado. Cuando tus retinas se adaptan a entornos con luz más tenue durante la noche, se segrega melatonina. La melatonina ayuda a inducir un estado de relajación.

Además de la serotonina, la exposición a la luz solar es crítica para mantener un nivel saludable de vitamina D en el cuerpo. Los rayos UVB que provienen del sol accionan los centros del cuerpo encargados de la creación de vitamina D. Treinta minutos de luz solar pueden tener grandes beneficios, produciendo la siguiente cantidad de vitamina D, medida en unidades internacionales (IUs):

8,000-10,000 Us en personas con piel oscura

20,000-30,000 IUs en personas con piel bronceada o trigueña

50,000 IUs en personas con piel clara

Estos son altos niveles de vitamina D que pueden traer grandes beneficios al cuerpo. La vitamina D ayuda a fortalecer los huesos; la falta de ella puede causar enfermedades óseas como osteomalacia y osteoporosis. También puede causar raquitismo en los niños.

La vitamina D juega también un papel importante en la prevencion del cancer. Aunque el exceso de sol puede causar cáncer, la falta de exposición al sol aumenta el riesgo de contraer determinados cánceres, como el cancer de ovarios, de próstata, colon, páncreas y linfoma de Hodgkin. Finalmente, aunque los rayos del sol pueden ser perjudiciales para la piel, un cierto nivel de exposición se recomienda para aliviar los sintomas del acne, eczema, ictericia y psoriasis. Otras patologías que pueden mejorar con la luz solar son el síndrome de intestino inflamable, el lupus sistémico eritematoso, la artritis reumatoidea y la tiroiditis, aunque las investigaciones sobre este último punto aún continúan.

Parecería que, como con casi todo, la clave para promover la salud mediante la luz solar está en la moderación. Demasiada exposición a la radiación ultravioleta causa daños al ADN celular, lo que puede llevar a cáncer de piel. Aunque la terapia con luz roja no presenta rayos UV que dañan la piel, también debería ser usada con moderación para ser más efectiva. Solo 5 a 15 minutos de luz solar por dia, por ejemplo, puede ser suficiente para producir la vitamina D y la serotonina que tu cuerpo y mente necesitan.

Capítulo 2: Beneficios de la terapia con luz roja

La terapia con luz roja puede ser un proceso largo si quieres ver los resultados. Cuando las ondas de luz roja se usan para estimular el área del cuerpo, la estimulación es lo que le da el potencial para sanar heridas y revertir el proceso de envejecimiento, entre otras cosas. Es efectiva por la forma en que interactúa con el cuerpo a nivel celular. Algunas de las formas en que la TLR interactúa con el cuerpo incluyen:

Liberacion de energia celular, o adenosin trifosfato (ATP)

Mejor circulación

Aumento de la actividad del sistema linfático

Formación de nuevos capilares

Estimulación de tejidos de granulación

Aumento de la producción de colágeno

Aumento de la producción de fibroblastos

Reducción de la inflamación

Mejora de la fagocitosis, el proceso de limpieza celular

Cada una de estas interacciones es un proceso biológico que beneficia el cuerpo de alguna manera. El resto de este capítulo nos enfocaremos en cómo estas interacciones crean los beneficios de la terapia con luz roja.

Terapia con luz roja y la piel

Mucho del entusiasmo alrededor de la terapia con luz roja proviene de su papel en la ralentización del proceso de envejecimiento de la piel. Sin embargo, también puede usarse para tratar afecciones de la piel más allá del envejecimiento, y para sanar todo tipo de heridas, profundas o meros rasguños, cortes, quemaduras y moretones. El tratamiento es reconocido como efectivo par algunas afecciones de la piel como herpes, úlceras, rosácea, acné, psoriasis y eczema

Anti edad

Las imágenes de antes y después que se usan para mostrar los resultados de la terapia con luz roja parecen editadas con photoshop para un anuncio de belleza. La diferencia es que la publicidad está realmente editada mientras que las personas que usan la TLR ven resultados reales.

Hay varias formas en las que la la terapia con luz roja sirve para dar una apariencia joven y saludable a tu piel, mientras mejora las arrugas, líneas de expresión y decoloración propias de la edad. Uno de los resultados inmediatos que observaras es un brillo más saludable en tu piel, consecuencia de la mejor circulación y la estimulación de los factores de crecimiento que preparan el camino para la formación de nuevos capilares, o vasos sanguíneos, debajo de la piel. Estos capilares permanecen abiertos, permitiendo que los nutrientes y el oxígeno fluyan hacia la piel, lo que te dará un brillo juvenil. Otro beneficio que puede notarse de inmediato es la reducción de la hinchazón, debido a que la TLR estimula la actividad del sistema linfático.

Notaras mas signos anti edad a medida que avances con la terapia. En general, los pacientes reciben terapia por aproximadamente tres meses antes de ver los resultados totales del tratamiento. Las ondas de luz roja también estimulan la producción de fibroblastos. Los fibroblastos son las células responsables por la producción de colágeno, algo crítico para los tratamientos anti edad. El colágeno se agota naturalmente con la edad, pero la TLR incrementa su producción. Esto le da a la piel un aspecto más terso, reduciendo la aparición de líneas y arrugas. Con el tiempo, también reduce el tamaño de los poros.

Los tratamientos con TLR también actúan reparando la piel. La terapia con luz roja reduce las manchas rojas en la piel y fomenta la sanación de los capilares rotos. También puede ayudar a humectar la piel al formar nuevos capilares y reparar los daños causados por el sol

Eczema

El término eczema describe un grupo de problemas causados por la hipersensibilidad de la piel. Esta sensibilidad causa inflamación en la capa externa de la epidermis, que pueden resultar en pápulas, costras, enrojecimiento de la piel, supinación e hinchazón. También puede causar hiperpigmentación y descamación de la piel si se prolonga en el tiempo. Varios trastornos dermatológicos entran en esta categoría, incluyendo dermatitis seborreica, dermatitis por contacto, dermatitis atópica, eczema numular y eczema dishidrótico.

La terapia con luz roja ayuda a tratar el eczema de varias formas. Con el tratamiento inicial, la TLR reduce la picazón, enrojecimiento e inflamación. También estimula la mitocondria, iniciando el proceso de curación. El eczema es causado por la sensibilidad, por lo que la TLR ayuda potenciando el sistema inmune y los niveles de colágeno. Con el tiempo, algunos pacientes notan que los brotes de la enfermedad se van espaciando. otros pueden experimentar un alivio completo de los síntomas, aunque los tratamientos de seguimiento sean necesarios en muchos de los casos.

La investigación sobre la TLR y el eczema muestra que la terapia es exitosa en adultos y niños; se ha probado en casos de eczema de moderados a severos, con éxito. Además, esta terapia puede traer mejoras a pacientes que no han visto resultados positivos con ningún otro tratamiento.

Úlceras dérmicas y tratamiento de heridas

Las úlceras dérmicas son aquellas que se dan en la piel y que incluyen úlceras diabéticas. Estas úlceras son difíciles de tratar porque el cuerpo resiste el tratamiento. La TLR permite reducir el dolor asociado a las úlceras diabéticas y otras úlceras dérmicas, a la vez que acelera el proceso de curación.

Existen numerosos estudios llevados a cabo luego de la década del '90 que prueban la efectividad de la TLR para tratar heridas. Otros tipos de terapia pueden remover la capa más externa de la epidermis de una herida, con la esperanza de remover el tejido infectado y promover el proceso natural de cicatrización. La terapia con luz roja, sin embargo, reduce la inflamación en el área afectada, para que los factores sanadores del cuerpo puedan moverse con mayor libertad. Por otro lado, la TLR estimula la formación de vasos sanguíneos en el área tratada, un proceso conocido como angiogénesis. El aumento de colágeno también promueve la cicatrización.

Úlceras bucales

Las úlceras bucales pueden ser causadas por el virus del herpes, hepatitis C y otros virus. Aparecen alrededor de la boca y pueden ser lentas para curarse, incómodas, antiestéticas. La terapia con luz roja ha sido efectiva para tratar úlceras bucales, ya que acorta su proceso en el caso de que aparezcan.

Siguiendo un tratamiento regular, la TLR puede inclusive lograr prevenir su aparición en pacientes que sufren úlceras bucales como consecuencia del virus herpes simplex. Este virus suele transmitirse de persona a persona debido al contacto con la zona afectada. Cuando la piel de una persona sana toma contacto con la úlcera de otra persona, el virus se traslada a la persona sana y permanece latente. Cuando, eventualmente, se ve estimulado, las úlceras o ampollas aparecen. Esto puede ser el resultado de tener bajas defensas, como en el caso de sufrir estrés o un resfriado, o por sobreexposición a la luz solar.

La TLR trata las úlceras bucales al incrementar el flujo sanguíneo al área donde se aplica. Esto estimula los factores de sanación del cuerpo y comienza el proceso de cicatrización de la piel ampollada. No solo la terapia con luz roja ayuda a cicatrizar las úlceras bucales, sino que los estudios realizados por el departamento de dermatología de la escuela de medicina de la Universidad de Viena demostraron que los sujetos que trataron sus úlceras con TLR no sufrieron recurrencia por un promedio de 37.5 semanas luego del tratamiento inicial. El estudio comparó dos grupos: uno recibió terapia con luz roja administrado con un dispositivo portátil mientras que el segundo grupo recibió un placebo. El segundo grupo experimento reaparición de las ampollas dentro de las tres semanas, un período significativamente más corto que las 37.5 semanas de alivio del otro grupo.

Reducción de cicatrices y estrías

Algunas personas ven las cicatrices y las estrias como signos de que han vivido una vida plena, lo cual es, de alguna manera, cierto. Sin embargo, hay ocasiones en que las estrías y cicatrices pueden minar la confianza de una persona o son un recordatorio de tiempos difíciles. Estas personas suelen recurrir a lociones, cremas y drogas destinadas a remover cicatrices o estrías. Aunque los productos de aplicación tópica pueden reducir la aparición de estrías y cicatrices, es difícil que logren hacerlas desaparecer por completo. La terapia con luz roja, por el contrario, trabaja de varias formas para eliminar esas marcas no deseadas.

Primero, las ondas de luz roja penetran y rompen la formación del tejido endurecido que constituye una cicatriz o una estría, alisandolo y permitiéndole sanar. Cuando la cicatriz sana, y ya que el viejo tejido se ha desintegrado, la piel adopta un aspecto más liso y relleno. Parte de esto es el resultado de la formación de nuevos capilares que favorecen el tránsito de sangre y nutrientes a la zona afectada. Este aumento de colágeno y fibroblastos también puede ayudar a reducir la apariencia de la cicatriz o la estría, sin importar cual es la causa de la cicatriz. Los estudios muestran la efectividad para el tratamiento de cicatrices resultantes de enfermedades como el sarampión, así como también de heridas, acné o cirugías.

Primeros auxilios

Dado que la TLR ayuda a curar heridas, no es sorprendente que se pueda usar como tratamiento de primeros auxilios. La terapia con luz roja puede combinarse con los tratamientos normales o rutinarios para acrecentar los resultados y acelerar el proceso de sanación. Otra ventaja es que al aumentar el ritmo de sanación, las posibilidades de infección y de formación de cicatrices se reducen. Sin embargo, debemos tener en cuenta que la terapia con luz roja no es una herramienta desinfectante ni de desbridamiento. Si hay suciedad, escombros u otras sustancias cerca de la herida, deberías limpiarla y desinfectarla antes de comenzar con el tratamiento de TLR.

Los dispositivos portátiles funcionan mejor en los primeros auxilios, ya que pueden aplicarse en cualquier parte del cuerpo. Esto resulta útil para todo tipo de heridas, ya sean cortes, raspaduras o picaduras de insectos. La investigación también demuestra que la TLR es útil para tratar quemaduras. Las ondas de luz rojas penetran en la piel, sin rozar las capas externas de la epidermis, por lo que pueden estimular el proceso de curación sin causar más daño o quemaduras adicionales en la piel.

Acné

La transferencia de calor que es parte de la TLR mejora el acné al aliviar la inflamación y mejorar la circulación, reduciendo las dolorosas espinillas que presenta el acné. Por otro lado, la TLR puede prevenir el acné ya que estimula el sistema linfático. El sistema linfático es el responsable de limpiar el cuerpo, por lo que puede evitar la acumulacion de suciedad, grasitud y otras sustancias que forman el acné. Si tienes cicatrices fruto del acné, la terapia con luz roja también puede reducir su tamaño y prominencia. Se cree que la mejoría de las cicatrices sucede debido a la forma en la que la circulación mejora, promoviendo la sanación e incrementando la producción de elastina y colágeno, necesarios para una piel suave.

La terapia con luz roja puede usarse sola para reducir la aparición del acné o puede usarse en combinación con la terapia con luz azul. Mientras la TLR trata la aparición del acné y ayuda a limpiar los poros, la terapia con luz azul ataca y mata las bacterias que causan el acné, lo que la convierte en una buena herramienta para limpiar puntos problemáticos, así como para prevenir la formación de nuevas marcas de acne en el futuro.

Rosácea

Es común usar la terapia con luz ambarina en conjunto con la TLR para el tratamiento de la rosácea, un problema crónico de la piel que comparte algunas características con el acné. Las marcas de la rosácea son bultos pequeños similares a espinillas que aparecen principalmente en la nariz y mejillas. Esta enfermedad también se caracteriza por la picazón, piel seca y tirante, sarpullido rojizo e hinchazón de nariz y párpados. La combinación de terapia con luz ambarina y terapia con luz roja potencia la sanación y calma la sensación de ardor que acompaña los brotes más severos de la enfermedad. La terapia con luz roja también puede usarse aisladamente para tratar la rosácea.

Cuando las ondas de luz roja penetra bajo la piel afectada por la rosácea, estimulan los procesos naturales de sanación del cuerpo e incrementan la circulación, algo esencial para curar las espinillas y el sarpullido asociados a la rosácea. Por otro lado, la limpieza celular ayuda a prevenir la aparición de nuevas marcas y los procesos antiinflamatorios de la TLR reducen el enrojecimiento y la hinchazón. Finalmente, la producción de colágeno y fibroblastos estimulada por la TLR suavizan y humectan la piel. Esto es crítico para reducir los efectos de la rosácea sobre la piel afectada.

Psoriasis

La psoriasis es una enfermedad crónica, lo que significa que nunca se va por completo. Aunque la terapia con luz roja puede usarse como tratamiento, no brindara una solución definitiva. La psoriasis sucede porque el cuerpo produce células cutáneas con demasiada rapidez, por lo que estas se apilan unas sobre otras, lo que resulta en una textura escamosa, roja o blanco plateada. Estas áreas se denominan placas y pueden ser dolorosas, irritantes y causar mucha picazón.

La TLR trata la psoriasis de dos formas. Primero, sana los parches existentes de tejido escamoso, suavizando la piel. También reduce el enrojecimiento y promueve la sanación. Segundo, la TLR interrumpe el proceso celular que aumenta la producción de células cutáneas. Esto reduce el número de parches que se forman.

Algunas personas creen que la terapia con luz azul es más efectiva que la TLR para tratar la psoriasis, ya que ésta rompe la capa externa de la piel, que es donde están las escamas. Sin embargo, un estudio publicado en 2011 por el Journal of the European Academy of Dermatology and Venerology demostró que ambos tipos de terapia eran efectivos para reducir la aparición y formación de placas causadas por la psoriasis. Los participantes recibieron terapia con luz roja o azul tres veces por semana, durante cuatro semanas consecutivas. El área donde la luz azul dio excelentes resultados fue en la reducción del enrojecimiento, aunque la TLR también reduce algo del enrojecimiento. Algo a tener en cuenta, sin embargo, es que los estudios testearon la aplicación de terapia con luz roja luego de aplicar una solución al 10% de ácido salicílico; no testeó los efectos de ambas terapias como único tratamiento.

La terapia con luz roja tiene una ventaja por sobre la exposición a la luz solar, que también se usa como tratamiento para la psoriasis. No tiene el riesgo de provocar quemaduras que sí posee el sol. También brinda una solución al problema de que alrededor del 10% de las personas que sufren psoriasis encuentran que la exposición al sol empeora su condición.

Daño provocado por el sol

La terapia con luz roja revierte los efectos causados por el exceso de exposición al sol. A pesar de que el cuerpo necesita de la luz solar para sobrevivir, existe un riesgo asociado a los rayos solares dañinos. Estos rayos dañan las células de la piel, agotando y destruyendo las reservas de elastina.

En algunos casos, los efectos del sol no se notan inmediatamente. En el curso de una vida, sin embargo, la falta de elastina causara arrugas y manchas oscuras. La terapia con luz roja potencia la producción de colágeno para restaurar la elastina de las células. También provee oxígeno a la piel, lo que le da una apariencia más nutrida, reduce arrugas y aclara significativamente las manchas de la piel.

La terapia con luz roja también puede usarse las quemaduras del sol, estimulando la curación y aliviando la sensación de ardor causada por la inflamación. Otro dato interesante es que ayuda a detener el cáncer de piel antes de que aparezca. Un estudio reciente encontró que no solo la TLR no causa cáncer, sino que reduce la posibilidad de que contraigas cáncer de piel, al negativizar los efectos del sol en la piel.

Otros beneficios de la terapia con luz roja

Aunque la terapia con luz roja penetra justo debajo de la piel, trae numerosos beneficios no relacionados con la piel. Podrás aprender más acerca de ellos en esta sección.

Mejora en las articulaciones

Aproximadamente en el año 1990 se descubrió la utilidad de la TLR para tratar la artritis reumatoidea. La TLR ayuda a aliviar el dolor y la rigidez asociados con enfermedades como la artritis reumatoidea y la osteoartritis degenerativa. En muchos casos, los efectos de la terapia con luz roja para reducir el dolor son instantáneos. Se cree que este beneficio resulta de la habilidad de la TLR para estimular la producción de colágeno y liberar óxido nítrico. El colágeno ayuda a dar soporte a las articulaciones, mientras que la liberación de óxido nítrico ayuda a estimular la vasodilatación, lo que reduce la inflamación en las articulaciones. Hay gran cantidad de investigaciones sobre este tema, que prueban que el dolor de las articulaciones en áreas como rodillas, muñecas, manos, dedos, hombros, codos, espalda, rodillas, tobillos, pies, mandíbula y cuellos pueden tratarse usando TLR.

Un grupo de investigadores llamado Cochrane Collaboration analizó cinco estudios clínicos diferentes, cada uno con un grupo de control al que se administró un placebo. Los pacientes participantes, todos pacientes que sufrían artritis reumatoidea, fueron 222. Todos los estudios concluyeron que, comparados con el grupo de control, el dolor se redujo en un 70%. El tratamiento con TLR también redujo un promedio de 27.5 minutos el tiempo de rigidez matutina y aumentó la flexibilidad general, de la punta de los dedos a la palma, en 1.3 cm. Los resultados fueron comparables a los obtenidos con el consumo de antiinflamatorios no esteroideos, pero sin los efectos secundarios asociados a al consumo prolongado de antiinflamatorios.

Otra reseña, publicada en Alemania en 2017, observó las estadísticas de varios documentos acerca del uso de TLR y su uso para el tratamiento de patologías articulatorias. El abrumador resultado fue que la TLR podía ser usada para tratar varias patologías musculoesqueléticas, incluyendo problemas de las articulaciones caracterizadas por la inflamación, como la artritis reumatoidea y la osteoartrosis degenerativa. La TLR fue nombrada una terapia efectiva, segura, no invasiva y rentable. Sin embargo, en aquellos casos donde no hubo una correlación positiva entre TLR y alivio del dolor articulatorio no entraron dentro de los parámetros para la correcta longitud de ond para promover salud articulatoria.

Alivio del dolor en una variedad de enfermedades

Se ha probado el uso de terapia con luz roja para un abanico de enfermedades. La TLR funciona aliviando el dolor de varias formas. Los resultados iniciales luego del tratamiento generalmente son causados por la reducción de la inflamación que se suele asociar al dolor. La terapia con luz roja también alivia el dolor al suavizar y sanar el tejido cicatrizado y repara el daño de los nervios, que puede ser la causa del dolor.

Estos son los problemas de base que causan dolor en la espalda, hombros, cuello, articulaciones y otras áreas del cuerpo. Una vez que el problema ha sido tratado, la mitocondria que ha recibido el estímulo para trabajar puede curar el área. Esto disminuye el dolor y aumenta la movilidad, ya que los pacientes pueden ahora moverse libremente, sin dolor.

Un estudio sobre el uso de terapia con luz roja para tratar el dolor siguio el uso de TLR de alta intensidad para tratar el dolor de cuello crónico. Los participantes del estudio, que era doble ciego y aleatorio, fueron 60 pacientes. Un grupo de pacientes recibió TLR por un periodo de seis semanas, mientras que al otro grupo se le administró un placebo. Ambos grupos formaron parte de un programa de ejercicios. El grupo que recibió tratamiento con TLR reportó un aumento del funcionamiento y una reducción del dolor más significativo que aquellos a los que se administró el placebo.

Un segundo estudio usó terapia con luz roja para tratar el dolor de espalda crónico. La terapia se aplicó en el curso de siete semanas, usando terapia de luz de alta intensidad, entre 800 y 1200 nanómetros. Los pacientes usaron almohadillas de terapia infrarroja en la parte inferior de la espalda, las cuales estaban programadas para seguir un programa preestablecido. El grupo placebo también uso almohadillas, pero no emitían terapia de luz. El grupo que uso las almohadillas de terapia experimentó alivio del dolor superior al grupo placebo. Según otro estudio, se cree que la misma aplicación de terapia de luz de baja intensidad incrementa el flujo sanguíneo a través de los tejidos y la piel, lo que ayuda a curar heridas y tratar la inflamación.

Tratamiento de los trastornos de tiroides

Uno de los trastornos para el cual la TLR ha resultado ser efectiva es la tiroiditis autoinmune crónica o hipotiroidismo autoinmune. Una estudio llevado a cabo en 2013 incluyó a 43 adultos con la enfermedad y antecedentes de haber usado levotiroxina, la versión artificial de la hormona tiroidea ausente, T4. El estudio separó a los individuos en dos grupos; uno recibió tratamiento de diez sesiones de terapia de luz roja con una longitud de onda de 830 nanómetros y el otro grupo recibió diez sesiones de un tratamiento placebo. Luego, ambos grupos recibieron un seguimiento de 30 días posterior al tratamiento. Durante ese tiempo, los investigadores administraron la droga levotiroxina según fuera necesario, para mantener niveles saludables de T3, T4 T4 libre y tirotropina, todas ellas ausentes en este trastorno.

Esto continuó por 9 meses. Pasado ese tiempo, los resultados mostraron que el grupo que había recibido el tratamiento autentico necesitaron cantidades significativamente menores de levotiroxina para mantener sus niveles hormonales normales, mientras que el grupo placebo necesitaba mantener su dosis habitual. Algunos pacientes que recibieron el tratamiento de terapia con luz roja no necesitaron la droga en absoluto luego de ser tratados. Otros Estudios mostraron resultados idénticos, usando diferentes pruebas experimentales. Un estudio usó un grupo de control placebo y siguió a los participantes durante seis años, lo que les permitió concluir que los beneficios de la TLR podían extenderse por años, sin efectos adversos.

Los científicos aún intentan entender exactamente cómo esta terapia puede afectar trastornos tiroideos, pero a pesar de eso se ha probado que funciona. Una posible teoría es que la TLR afecta el sistema inmune, por lo que podría ayudar a regular la disfunción presente en las enfermedades autoinmunes, incluyendo el hipotiroidismo. Se cree que los beneficios pueden también estar relacionados con su efecto sobre la inflamación y la reducción de cortisol, la hormona del estrés, ya que el cortisol limita el número de hormonas que la tiroides puede producir.

Reducción de síntomas en pacientes con cáncer

Varios estudios han investigado el uso de terapia con luz roja para tratar la mucositis oral, un síntoma común en los pacientes tratados con quimioterapia. La mucositis oral es una inflamación o inclusive una ulceracion que ocurre en la boca y puede persistir un mínimo de 4 o 5 dias luego de una sesion de quimioterapia. Varios estudios prueban la efectividad de la terapia con luz roja, siendo uno de las aplicaciones de la TLR aprobadas por la FDA. Los pacientes tratados con TLR luego de la quimioterapia experimentaron menos dolor proveniente de la mucositis oral, una reducción en la severidad del trastorno y en los días que duraba la mucositis.

Los pacientes que luchan con la mucositis oral tal vez no necesiten realizar tratamientos caseros por mucho tiempo. Con la evidencia actual, es posible que la TLR se convierta en rutina, como parte regular del tratamiento con quimioterapia.

Recuperación capilar en pacientes con pérdida de cabello

Otro médico y cirujano que ayudó a descubrir la TLR es Endre Mester. Este médico nativo de Hungría llevó a cabo sus experimentos usando láser de baja intensidad durante la década de 1960, siguiendo la invención del láser de rubí en 1960 y la invención del láser de helio-neón en 1961. Llevó adelante sus experimentos con la intención de reducir tumores en ratones. En lugar de eso, descubrió que la TLR estimulaba el crecimiento del pelo. Mester llevó a cabo un segundo experimento, en el que afeito algunas zonas de los ratones. Luego los separo en un grupo placebo, que recibió otro tipo de terapia de luz y un grupo que recibió la terapia con luz roja. El grupo que recibió la TLR usando el láser de rubí tuvieron un crecimiento del pelo más rápido que el grupo de control.

No es solo el trabajo de Mester el que prueba la efectividad de la TLR para la pérdida del cabello. En el año 2017 se realizó un estudio con pacientes que sufrían pérdida de cabello genética. Sorprendentemente, en el 100% de los casos se experimentan algún grado de crecimiento de cabello en los próximos 3 a 6 meses. En promedio, el aumento de crecimiento de cabello fue del 43.23%.

La terapia con luz roja se absorbe por los folículos capilares. Aun en personas que han perdido su cabello, estos folículos existen. Una vez absorbida, la energía de la TLR aumenta el ritmo metabólico de las células. Esto provoca que los folículos se reactiven y estimula el crecimiento de cabello donde antes no lo había.

Reparación de tejidos en heridas de tipo musculoesquelético

Otro uso que se da a la TLR es el de reparar tejido en heridas musculoesqueléticas. Esto reduce el dolor y la inflamación asociados a esguinces, torceduras y desgarres. La TLR también puede acelerar el proceso de recuperación. Este descubrimiento se dio gracias al uso militar de la TLR, donde se usó la misma tecnología usada por la NASA para cultivar plantas en el espacio. El resultado del tratamiento de heridas con terapia con luz roja fue un aumento en la velocidad de curación de las heridas. Por otro lado, el estudio "Efectos de la irradiación con diodos emisores de luz de la NASA en la curación de las heridas" concluyó que en el caso de heridas sufridas por miembros de la marina estadounidense estacionados en un submarino la recuperación fue un 40% más rápida cuando se las trató con terapia de luz roja.

Niveles mayores de vitamina D

La vitamina D se produce naturalmente por el cuerpo pero solo luego de la exposición a la luz solar. El sol estimula la producción de vitamina D, lo que representa un problema para muchas personas que no tienen la suficiente exposición al sol. La gente con piel mas oscura tambien tiene problemas para absorber la luz suficiente como para estimular la producción de vitamina D, lo que también puede resultar en una deficiencia vitamínica.

La deficiencia de vitamina D puede llevar a numerosos problemas, debido a que la vitamina D no es solo una vitamina: también funciona como una hormona. Como con toda hormona y vitamina que juega un papel importante para el cuerpo, cada célula tiene un receptor para la vitamina D. Si no tienes suficiente vitamina D, puedes experimentar síntomas como debilidad muscular y ósea, mayor probabilidad de enfermarse o sufrir infecciones, cansancio, fatiga, dolor crónico, depresión, fracturas, pérdida de cabello y la posibilidad de desarrollar enfermedades como raquitismo (especialmente en niños).

La terapia con luz roja funciona sobre el cuerpo de manera similar a como funciona el sol: fomenta la producción de vitamina D. También ayuda a incrementar la absorción de vitamina D, algo importante para prevenir la deficiencia. Debido a que la vitamina D que se encuentra más comúnmente en alimentos y suplementos dietarios no siempre es de fácil absorción; algunas de esas vitaminas se eliminan como desechos si no fueron absorbidas por el cuerpo.

¿Qué no trata la terapia con luz roja?

¿Alguna vez has probado un suplemento herbal o uno de los productos más modernos para la pérdida de peso? Si es así, probablemente sepas lo fácil que es ser engañado o confundido por la información disponible en Internet. Aun cuando estas drogas, suplementos y tratamientos médicos deben cumplir ciertos requerimientos establecidos por la FDA, hay incontables 'doctores' en Internet y en televisión que promocionan suplementos milagrosos.

La terapia con luz roja no es diferente a todos los tratamientos médicos que sí tienen resultados auténticos, pero no siempre están a la altura de sus supuestos beneficios. Aun cuando hay algunos testimonios o alguna investigación limitada que apoya un determinado beneficio, no hay pruebas concretas de que la terapia con luz roja sea benéfica para los siguientes problemas:

Pérdida de peso

Reducción de celulitis

Potenciación del metabolismo

Cura del acne (aunque sí alivia los síntomas y reduce las cicatrices)

Tratamiento del cáncer

Desintoxicación del cuerpo

Tratamiento de la depresión, depresión post parto y trastorno afectivo estacional

Aunque no hay actualmente suficientes investigaciones en curso para sostener que la terapia con luz roja puede ofrecer estos beneficios, esto no significa que no se encontrara una correlación entre estos beneficios y la TLR. Por otro lado, puede generarse confusión por la conexión entre los diferentes tipos de terapia de luz que se usan como tratamiento, así como por su combinación con la TLR. Por ejemplo, la terapia con luz blanca es más efectiva para tratar la depresión que la terapia con luz roja y la TLR usada en tratamientos para el cáncer tienen el efecto de activar la medicación fotosensible.

Ejemplo: combinación de terapia con luz roja con terapia de luz infrarroja

En ocasiones, la terapia con luz roja no es suficiente por sí misma para lograr los efectos deseados. Esta puede ser una de las causas de confusión acerca de qué es lo que la terapia con luz roja puede hacer. Por ejemplo, debido a la penetración más profunda que ofrece la terapia con luz infrarroja y los diferentes beneficios de la TLR, las dos se usan juntas para lograr un mayor impacto.

La luz infrarroja no es visible, pero puedes sentir su calor. Cuando las ondas de luz infrarrojas tocan la piel, ya se encuentran en una forma fácil de absorber por los tejidos del cuerpo. La luz infrarroja rompe las moléculas de agua para liberar toxinas y grasas, que el cuerpo despide con la transpiración. Además de ayudar a la desintoxicación, la luz infrarroja mejora la circulación y fomenta la regeneración de los tejidos cutáneos, lo que a su vez puede fomentar la sanación de los tejidos y tiene también propiedades antiedad.

Una cosa que la terapia con luz roja hace, pero la infrarroja no, es fomentar la producción de colágeno. Esto repara la piel, reduce las arrugas, disminuye la inflamación y cura el daño producido por el sol, entre otras cosas. Cuando ambos tipos de luz son usados en conjunto, tu piel rejuvenece, liberas toxinas, quemas calorías, te relajas mejor y tus dolores se alivian.

Capítulo 3: Otros tipos de terapias de luz

El nombre terapia de luz pueden tener varios significados. Puede describir cualquier cosa, desde la terapia de luz intensa que usa ondas más fuertes que aquellas emitidas por el sol hasta la terapia con luz roja, que está en extremo opuesto del espectro. Es importante entender la distinción entre las distintas terapias de luz disponibles, para encontrar la que resulte mejor para tu necesidad. Este capítulo te ayudará a identificar algunas de las terapias de luz más comunes y compararlas con la terapia con luz roja. Esto te dará una idea más clara acerca de qué esperar de la terapia con luz roja.

Terapias con láser y con luz pulsada

Al descubrirse más cantidad de beneficios de la terapia con luz roja, naturalmente se convirtió en una alternativa para tratar problemas de la piel, síntomas del envejecimiento y mas. A diferencia de la tecnología usada en las terapias de láser y de luz pulsada intensa (LPI), las ondas de luz roja no causan daño a la piel. Las tecnologías láser y LPI están diseñadas para crear un daño controlado a la capa más externa de la epidermis. El cuerpo responde con su proceso natural de cicatrización, y estimula la reparación del daño. La TLR, en cambio, evita la capa externa de la piel y se dirige directamente a las mitocondrias de las células que yacen bajo la piel. Esto sucede porque las ondas de luz roja penetra cerca de 5 mm bajo la superficie. Esto estimula la mitocondria y aumenta la produccion de energia celular.

Terapia de luz tradicional

Aunque algunas personas se refieran a la terapia con luz roja y otras dentro del espectro con el nombre de fototerapia, la versión original de la terapia de luz usaba luz altamente visible. Las cajas de luz son una aplicación habitual de la terapia lumínica. Típicamente, la terapia de luz usa ondas mucho más brillantes que las de las luces artificiales comunes. Este brillo extra tiene la función de estimular la exposición a la luz. Esta terapia suele usarse para tratar el trastorno afectivo estacional, la depresión, los desórdenes del sueño y otros problemas relacionados con la exposición al sol y los niveles de serotonina.

La terapia lumínica tradicional se encuadra dentro del espectro visible de la luz, entre los 400 y 480 nanómetros. Los resultados incluyen mejor estado de ánimo, regulación de hormonas, mejor rendimiento cognitivo y regulación de los patrones de sueño.

Terapia con luz roja vs. terapia con luz infrarroja cercana

Estas son dos de las terapias más confundidas. Las ondas de luz roja, sin embargo, son visibles al ojo desnudo y las ondas de luz infrarroja cercana no lo son. La luz infrarroja cercana se ubica entre los 700 y 1200 nanómetros dentro del espectro luminoso. Esto le permite penetrar más profundamente debido a que es una longitud de onda mayor. La terapia con luz infrarroja cercana funciona de forma similar a la terapia con luz roja, al interactuar con las mitocondrias de la célula. También ayuda a sanar las heridas, reduce el tiempo de recuperación luego de una herida o de una sesión de ejercicios, y tiene efectos anti edad gracias a la producción de colágeno. Otros efectos incluyen rejuvenecimiento de la piel, reducción del dolor en músculos y articulaciones, aumento del metabolismo, estimulación de la producción de glóbulos blancos, regeneración celular, reducción de la inflamación y eliminación de toxinas de las células.

Cromoterapia

La cromoterapia, o terapia con color, usa luz de diferentes colores para producir ciertos efectos. Cada color tiene una longitud de onda diferente, por lo que penetran en el cuerpo de distinta forma. En la medicina oriental, se cree que las ondas de luz de diferentes colores tienen frecuencias únicas que interactúan con el cuerpo. Cuando hay un desequilibrio, causa síntomas mentales y físicos. Algunas de las culturas orientales que utilizan cromoterapia incluyen Ayurveda (medicina india), medicina tradicional china y la antigua cultura egipcia.

En décadas más recientes, se aplicó un enfoque más científico para entender la terapia con color. Los rangos de las diferentes ondas de luz han demostrado tener efectos únicos sobre el cuerpo.

Terapia con luz ambarina

La terapia con luz ambarina se caracteriza por longitudes de onda de luz entre los 570 y los 620 nanómetros. También puede recibir los nombres terapia con luz amarilla o anaranjada. La luz ambarina es una de las longitudes de onda con menos poder de penetración, por lo que habitualmente se usa en problemas superficiales de la piel, como por ejemplo problemas que causan enrojecimiento de la piel, como venas varicosas, o problemas asociados al exceso de sol en la piel. La gente que sufre sensibilidad de la piel recurre a la terapia con luz ambarina para solucionar sus problemas cutáneos, ya que es calmante y suavizante.

Al igual que la terapia con luz roja, la terapia con luz ambarina es indicada para el tratamiento de la rosácea. En general, ambas terapias se usan en conjunto para lograr un mejor efecto. La luz ambarina también puede usarse para calmar la piel irritada o sensible, estimular la producción de glóbulos rojos a nivel cutáneo, reducir la inflamación y enrojecimiento de la piel, minimizar los daños de la exposición a los rayos UV y reducir la aparición de vasos sanguíneos en la superficie de la piel.

Otra razón por la que muchos prefieren esta terapia sobre cualquier otra es que es la menos dañina para la piel. Es la terapia as segura luego de haber recibido tratamiento láser. Las ondas de luz ambarina también ofrecen sostén al sistema linfático. El sistema linfático juega un papel en la defensa del cuerpo de sustancias y microorganismos dañinos, absorbiendo la grasa del tracto digestivo y manteniendo el equilibrio de fluidos en los tejidos corporales.

Terapia con luz azul

Las ondas de luz azul tienen un espectro más amplio. La terapia con luz azul suele ajustar su intensidad, ya que los diferentes extremos del espectro de luz azul, que ocurre entre los 400 y 495 nanómetros, tienen diferentes propiedades. Las ondas de luz azul generadas a una frecuencia cercana a los 400 nanómetros no penetran bajo la piel con tanta profundidad, pero tienen más propiedades antibacteriales. Las ondas generadas más cerca de los 495 nanómetros no tienen tantas propiedades antibacteriales, pero penetran más profundamente bajo la piel. La terapia con luz azul puede incluir los colores violeta e índigo dentro de su espectro.

Algunos de los beneficios de la terapia con luz azul incluyen la prevención y tratamiento de SARM (infección por estafilococo), trastorno afectivo estacional y depresión, problemas hepáticos, acné, enfermedad periodontal, ictericia neonatal y desórdenes del sueño. Algo para destacar es que estos efectos provienen de la terapia con luz azul; es la aplicación de luz azul sin ningún tipo de ingestión de comprimidos o aplicación de químicos. Si la terapia con luz azul se combina con el uso de químicos, entonces el tratamiento se denomina terapia fotodinámica.

La luz azul beneficia al cuerpo al regular el ánimo, proveer un soporte para el hígado y eliminar bacterias dañinas. Se ha demostrado que es efectiva en estos casos, sin efectos adversos a corto o largo plazo. Aun los bebés, cuya piel es sensible y delicada, pueden recibir luz azul para corregir la ictericia. Esta terapia también se usa para tratar el síndrome de Crigler Najjar, un tratamiento intenso donde los pacientes pueden pasar 10 hs o más bajo la las luces azules. A pesar de esta exposición prolongada, no se advirtieron efectos secundarios. El mayor riesgo se da por el brillo de los equipos de alta intensidad, que pueden dañar las retinas. Sin embargo, este es un riesgo fácilmente evitable con el uso de gafas de seguridad.

Terapia con luz verde

La terapia con luz verde y la terapia con luz azul tienen similares longitudes de onda, las ondas verdes encontrándose justo afuera del amplio espectro de luz azul. La luz verde se genera entre los 515 y 520 nanómetros. En general, se usa para tratamientos de la piel, del tipo fotofacial, donde la luz se aplica sobre la cara u otras áreas para lograr una apariencia rejuvenecida y reducir los signos del envejecimiento.

La terapia con luz verde se encuentra aproximadamente en el centro del espectro de colores visibles, por lo que suele considerarse que es equilibradora. Esto es aparente si consideramos como apunta a la piel descolorida. La terapia con luz verde puede usarse para hacer desaparecer manchas oscuras en la piel y crear un tono más homogéneo. Para lograr esto, las ondas de luz verde se dirigen a las células productoras de melanina en la capa más interna de la epidermis: los melanocitos. La luz verde evita que los melanocitos producen melanina de más, y rompe las aglomeraciones de melanina en la piel, lo que reduce la decoloración.

Terapia con luz UV

En el otro extremo del espectro de ondas más cortas están los rayos UVA y UVB que se usan para la terapia lumínica. Mucha gente asocia estos rayos con el daño originado por el sol; el daño, sin embargo, sucede cuando hay sobreexposición. La exposición a este tipo de luz es necesaria para mantener niveles hormonales normales y tener ciclos sanos de sueño-vigilia. También propicia la producción de vitamina D.

La longitud de onda de los rayos UVB es de entre 290 y 320 nanómetros, mientras que los rayos UVA se encuentran entre los 340 y 400 nanómetros. Aparte de potenciar la producción de vitamina D, la terapia ultravioleta puede usarse para tratar la inflamación de la piel, así como también problemas como dermatitis atópica, urticaria, estrías, micosis fungoide, psoriasis y alopecia areata.

Debido al riesgo asociado a la sobreexposición a los rayos UVA y UVB, es importante que consultes a un médico antes de usar esta terapia. Aun los salones de bronceado que se 'especializan' en este tipo de tratamiento pueden obviar comentar el riesgo asociado al tratamiento de contraer cáncer de piel, dañar los ojos y aumentar los signos del envejecimiento.

Terapia con luz de espectro completo

Otra opción para tratar males o enfermedades es la terapia con luz de espectro completo, que es una terapia lumínica que usa luz brillante, artificial o natural, para penetrar en los ojos. Cuando la luz solar entra en los ojos, viaja directamente al hipotálamo. Esta conexión directa al hipotálamo permite a la terapia con luz de espectro completo tratar todas las áreas del cuerpo.

Esta terapia puede incluir requerimientos diarios para obtener luz solar, ya sea natural o artificial. Los tratamientos más leves requieren un mínimo de 10 minutos, 3 o 4 veces por semana, mientras que un tratamiento más intenso requiere un mínimo de una hora por día. La terapia con luz de espectro completo se sustenta en la idea de que, desde el desarrollo de la bombita de luz en 1879 y el crecimiento exponencial de televisores, consolas de videojuegos, la Internet y otras comodidades de la vida moderna, la sociedad vive hoy de puertas adentro. La luz es un elemento vital; como las plantas y los animales, os seres humanos necesitamos exposición a la luz para sobrevivir.

Aun cuando tengan luces muy brillantes dentro, las personas que no pasan suficiente tiempo afuera no están obteniendo la cantidad necesaria de luz. La energía de la luz natural puede medirse en cerca de 100,000 lux; las luces artificiales tienen un promedio de 700 lux; menos del 1% de la luz que la gente recibe cuando pasaba todas las horas del día fuera de su casa.

Esto puede causar una plétora de problemas, emocionales, psicológicos y físicos. Algunos de los síntomas de esta mala iluminación son:

Sistema inmune debilitado

Bajos niveles de vitamina D

Huesos frágiles y débiles

Dificultades para concentrarse

Acne

Infertilidad

Raquitismo

Trastorno afectivo estacional

Insomnio

Enfermedades

Depresion

Incremento en el riesgo de alcoholismo

Incremento en el riesgo de suicidio

Deseo sexual disminuido

Fatiga

Irritabilidad

Obesidad

Ansias de consumir azúcar, cafeína y carbohidratos

Muchos de estos sintomas estan relacionados, algunos son causa de otros. Por ejemplo, la falta de luz solar puede causar intensos antojos de carbohidratos, azucar y cafeina, todas ellas fuentes de energía del cuerpo. Consumir estas sustancias puede conducir a la obesidad, que trae consigo toda clase de problemas.

Capítulo 4: Preguntas frecuentes acerca de la terapia con luz roja

Hagamos una pausa para responder las preguntas que aún puedas tener acerca de la TLR.

¿Cuando comenzará a funcionar la terapia con luz roja?

Si tomas alguna de las drogas milagrosas para descenso de peso que hay en el mercado, es muy poco probable que tengas resultados de la noche a la mañana. Algunas aplicaciones de la terapia con luz roja, especialmente la sanación de heridas, mostrarán resultados en 24 horas. Sin embargo, algunos problemas pueden llevar hasta dos meses hasta que comienzas a ver los resultados que esperas. hay varios factores que determinarán el tiempo que llevará el tratamiento hasta que veas resultados, incluyendo cuál es el problema que estás tratando, qué tan severo es, la frecuencia e intensidad de tu tratamiento con luz roja. Aquí están algunas de las aplicaciones más comunes y el tiempo en el que puedes esperar ver resultados:

Si has realizado un tratamiento fotofacil, notarás los resultados inmediatamente. Verás un brillo saludable en tu piel.

La terapia con luz roja suele usarse junto a la luz infrarroja para estimular el alivio del dolor en el cuerpo. Lleva aproximadamente 20 minutos para que este tratamiento haga efect.

En el caso de la sanación de heridas, la profundidad y severidad de la herida afecta el proceso de cicatrización. Poco tiempo después de haber tratado una herida superficial, notaras resultados dramáticos, en algunos casos se pueden ver resultados 24 horas después de haber tratado una herida severa por primera vez.

La cicatrización de heridas producto de la diabetes lleva más tiempo, ya que no suelen sanar naturalmente. Aunque tome más tiempo, comenzaras a ver una diferencia gradual y notable con el paso del tiempo.

Las cicatrices producto del acné y de otras heridas disminuyen luego de aproximadamente dos semanas y los resultados mejoran sistemáticamente con los siguientes tratamientos de TLR.

¿Es la terapia con luz roja segura?

La terapia con luz roja se considera la opción más saludable para tratar la mayoría de las enfermedades para las que se la indica. Mientras que algunos láseres emiten un brillo que requiere que se usen gafas de seguridad durante el tratamiento, no hay riesgos asociados a la TLR. Algo a tener en cuenta es que algunos dispositivos tienen una configuración de luz pulsada, que emite destellos de luz roja cada ciertos intervalos de tiempo programados, para lograr un beneficio. La gente con epilepsia debería evitar el uso de dispositivos de luz pulsada.

¿Es terapia con luz roja lo mismo que terapi con luz infrarroja?

Recientemente, tanto la terapia con luz roja como con luz infrarroja se han vuelto populares para lograr la salud y el bienestar. Ambas son fuentes de luz benéficas para el cuerpo, aunque no son lo mismo. La terapia con luz infrarroja funciona bien en la superficie de la piel y logra una profundidad de entre 2.5 y 4 cm. Estas ondas se miden entre los 800 nanómetros y un milímetro. La terapia con luz roja, por el contrario, no solo funciona sobre la superficie de la piel. También es visible al ojo humano, mientras la luz infrarroja no lo es.

¿Con qué frecuencia necesito aplicar la terapia con luz roja para que sea efectiva?

La severidad de la enfermedad depende de cuantos tratamientos necesitas antes de ver resultados. En general, puedes esperar ver beneficios graduales al principio, que se intensifican con el tiempo. Por ejemplo, luego de un tratamiento antiedad en tu rostro, notarás un brillo saludable en tu piel, pero la reducción de arrugas, acné y otras manchas en la piel pueden necesitar varias sesiones antes de volverse aparentes. La frecuencia del tratamiento también depende de la severidad y el tipo del problema a tratar.

¿Debería dejar de usar la terapia con luz roja una vez que mi problema desaparezca?

Aun cuando parece que tu herida ha sanado o que has logrado tener la piel tersa que deseabas, es importante seguir con la terapia. Este tipo de terapia penetra más allá de la capa visible de la piel, lo que significa que no puedes ver el trabajo que está realizando a nivel celular. Tambien deberias seguir usando la terapia con luz roja hasta que el área tratada deja de mostrar mejoría. Entonces, necesitarás reducir la frecuencia del tratamiento, sin dejarlo, para mantener lo que has logrado.

¿Con qué frecuencia necesito usar la terapia con luz roja para ver resultados?

Las personas que tienen sus propios dispositivos en casa pueden usar la TLR diariamente. Necesitarás consultar a tu médico o seguir las instrucciones de tu dispositivo para decidir cuál es el mejor régimen para tu problema.

¿Puedo excederme con la frecuencia de uso de la terapia?

Es posible que te excedas con la frecuencia de uso. Es posible excederse, aun con cosas que son beneficiosas para ti; piensa en cómo una persona puede debilitarse si reduce demasiado su ingesta calórica. Aunque comer saludablemente es algo bueno, esforzarse para llevar las calorías a un mínimo pone en riesgo tu salud. Por lo tanto, es posible excederse con la TLR. Si te expones prolongadamente es posible que anulen los efectos de las ondas de luz roja y, por supuesto, sus beneficios.

¿Cómo sé que la terapia está funcionando?

El mejor método es monitorear de cerca tu problema y ajustar el tratamiento según sea necesario. Usa una cámara digital de buena calidad para tomar fotos del área afectada, semanal o mensualmente, dependiendo de la severidad del problema y del ritmo de progreso del mismo. Usa siempre la misma luz y toma la foto siempre a la misma hora, para tener una representación más exacta del progreso. Tomar fotos a intervalos regulares es importante, ya que es difícil ver los cambios graduales y sutiles que son comunes en la terapia con luz roja.

¿Debería usar luces de otros colores aparte de la terapia con luz roja?

Es común que muchas personas seleccionen más de un tipo de terapia lumínica para su tratamiento. Por ejemplo, la gente que usa terapia con luz roja ara combatir los signos del envejecimiento suele combinarla con luz ambarina o luz verde para lograr un mejor efecto. Las personas que usan TLR para tratar el acné puede combinarla con terapia con luz azul, que pueden ser administradas a la vez o en diferentes sesiones.

¿Puede la terapia con luz roja causar problemas en la piel?

La terapia con luz roja no presenta el riesgo de quemaduras solares o cáncer de piel, ya que ambos problemas son causados por la exposición a las ondas UV. Los rayos UV están en el extremo opuesto del espectro luminoso. De hecho, la terapia con luz roja puede ayudar a sanar las quemaduras producto de la exposición al sol, ya que potencia la regeneración de células cutáneas.

Hay un pequeño riesgo de aparición de quemaduras o ampollas, pero solo si el dispositivo TLR se usa por períodos más prolongados a lo indicado. Generalmente, las personas que se queman de esta forma se quedan dormidas frente al dispositivo.

¿Pueden los niños usar terapia con luz roja? ¿Y la gente mayor? ¿Pueden las mujeres embarazadas usar terapia con luz roja?

Muchos tratamientos holísticos sugieren que los niños, los ancianos, las mujeres embarazadas y las personas que están bajo otro tratamiento deberían consultar con su médico antes de usarla. Sin embargo, la terapia con luz roja no presenta riesgos, más allá del brillo asociado a la luz.

Mientras se tomen las precauciones adecuadas para proteger los ojos, no hay razón para que los niños, los ancianos o las embarazadas no puedan usar esta terapia.

Algo para tener en cuenta, sin embargo, es que las terapias con rayos UVA deberían evitarse por mujeres embarazadas, o mujeres y hombres que están tratando de tener hijos. Las mujeres embarazadas también deben tomar precauciones para limitar la exposición a los rayos UVB. Por otro lado, si bien se considera seguro el uso de TLR en mujeres embarazadas, no debería aplicarse directamente sobre el feto. No se han reportado efectos adversos, pero tampoco se han realizado pruebas extensas. En algunos casos se ha usado efectivamente para tratar el dolor de espalda durante el embarazo.

¿Siempre debo usar gafas de seguridad?

Las gafas son necesarias cuando estás tratando un área de la cara, como en los casos de rosácea, acné o signos del envejecimiento, ya que las ondas de luz roja son muy brillantes y con gran poder de penetración. Si estás tratando tu espalda, y por lo tanto la luz no está frente a tus ojos, puedes obviar el uso de gafas. Algo a tener en cuenta es que, si bien no está probado que la luz roja sea dañina para los ojos, combinada con la luz azul puede ser más peligrosa. Siempre usa gafas si usas algún tipo de luz azul.

¿Es seguro usar la terapia con luz roja sobre mis tatuajes?

No hay aún resultados concluyentes acerca de cómo la luz roja penetra bajo los tatuajes. Existe una ligera posibilidad de que la pigmentación extra en la piel implique una mayor absorción de luz; sin embargo, esto no es probable. Se desconoce si la terapia con luz roja puede causar decoloración o dañar un tatuaje. Debido a la falta de información disponible, no es recomendable exponer los tatuajes a la terapia con luz roja. Protégelos para mantener el color y la calidad del tatuaje. La luz roja no es tan penetrante como otras, por lo que una venda o tela blanca sobre el tatuaje sera suficiente.

La pigmentación también debe ser considerada un factor a tener en cuenta cuando se trata personas de piel oscura con luz roja. El nivel más alto de melanina de la piel oscura se calienta más rápido, absorbiendo mayor cantidad de luz, lo que puede generar demasiado calor. Sin embargo, esto puede solucionarse usando el dispositivo a una distancia mayor con respecto a tu cuerpo.

¿Puedo usar mi régimen actual de cuidado de la piel junto con la TLR?

En la mayoría de los casos, se puede combinar el uso de productos para el cuidado de la piel con TLR. Deberías remover de tu piel cualquier producto antes del tratamiento y aplicarlos luego de él. Si usas inyecciones de Botox, deberías suspenderlas dos semanas antes de empezar la terapia con luz roja.

¿Puedo tomar mis medicaciones prescriptas mientras realizo la terapia?

Si tomas medicación, es preferible consultar a tu médico antes de comenzar con la terapia con luz roja. Por lo general, no existen daños asociados a la ingesta de medicamentos; sin embargo, algunas medicaciones aumentan la sensibilidad a la luz. En esos casos, necesitarás ajustar el tiempo de duración de la sesión.

¿Donde puedo comprar dispositivos de terapia con luz roja?

Hoy existen muchos dispositivos disponibles, debido a la alta demanda de dispositivos para usarse en casa. Una de las mejores opciones es comprar online, debido a la gran variedad de alternativas disponibles. Internet es también un gran lugar para encontrar las opciones más caras, no siempre disponibles a nivel local.

Si buscas un dispositivo portátil, una lámpara o panel pequeños, puedes encontrarlos en farmacias o tiendas locales. Otra opción, si deseas un dispositivo más grande, es consultar en spas o salones de bronceado y averiguar quienes son sus proveedores. Ellos pueden darte datos confiables, de compañías serias.

¿Cuanto cuestan los dispositivos para terapia con luz roja?

Hay muchos factores que determinan el costo de un

dispositivo, como los materiales de que está hecho, el tamaño de la superficie que cubren o que tan compleja es la tecnología que usan. Algunos dispositivos, especialmente los dispositivos de mano, pueden costar menos de u$s 100. Sin embargo, existen otros que cuestan cientos o miles de dólares. Los paneles y lamparas para terapia con luz roja entran en esta categoría. Y estos no son los dispositivos más caros de la gama de productos que se ofrecen: los paneles grandes y dispositivos como camas de bronceado pueden costar miles de dólares.

Un punto más a tener en cuenta para calcular el costo total es el envío. Si gastas algunos miles de dólares, puede ser que te ofrezcan envío gratis; en otros casos, el costo de envio sera bastante grande, especialmente si quieres que tu dispositivo llegue pronto a tu puerta.

Seccion II: Usando la terapia con luz roja

Capítulo 5: ¿Debería consultar un profesional o puedo usar la terapia con luz roja en casa?

¿Harías una prueba de manejo antes de comprar un auto o simplemente asumimos que va a funcionar como esperas? Algunas personas deciden invertir automáticamente y comprar dispositivos para usar en casa, mientras que otras deciden tomarse el tiempo para averiguar primero si funciona. El deseo de probar antes de comprar es una de las razones por las que mucha gente consulta a un profesional antes de comprar un dispositivo casero de TLR. Este capítulo te ayudará a sopesar tus opciones.

Ventajas de la terapia con luz roja profesional

#1: *Los dispositivos caseros no son tan poderosos*

No muchas personas van a gastar miles de dólares en un dispositivo poderoso y altamente efectivo. La mayoría de los dispositivos disponibles para uso casero funcionan a una escala mucho menor que los diseñados para uso profesional. Generalmente son menos poderosos y cubren un área del cuerpo menor. Esto ni significa que no funcionen, pero es probable que necesites un tratamiento más largo o sesiones más frecuentes para lograr los mismos resultados que lograrás con un tratamiento profesional.

#2: *Los dispositivos caseros no son prácticos para tratamientos a gran escala*

Algunas aplicaciones de la terapia con luz roja implican recibir la luz en un área grande del cuerpo. Por ejemplo, para tratar cicatrices grandes o acné y arrugas que se extienden por todo el cuerpo. Las heridas grandes también requieren un equipamiento más grande y poderoso para acelerar el proceso de cicatrización. Los láseres de luz roja profesionales cubren áreas mucho mayores que los dispositivos que se venden al público en general. La excepción son las camas de bronceado de luz roja, pero estas no son de tan fácil acceso para la persona promedio.

#3: *No siempre tienes que ir al médico*

La TLR profesional no siempre significa ir al médico. Hay

salones de bronceado que tienen camas de bronceado equipadas con luces LED de color rojo que producen ondas de luz roja. Estas camas suelen ofrecerse para tratamientos antiarrugas, no para sanar heridas, acné u otros problemas. La gente que usa terapia con luz roja como tratamiento antiedad seguramente prefiera ir un salón o centro de estética, donde hay camas que puedan emitir luz en todo su cuerpo, y no tienen los horarios rígidos de un consultorio de médico. Otro beneficio es que los spas y salones solo te cobran por la sesión de TLR, por lo que te evitarias el costo asociado de ver al médico. Hay salones que vende pases mensuales ilimitados, algo excelente para los primeros meses, cuando la frecuencia de la terapia es mayor para lograr los resultados deseados.

#4: Los médicos monitorean mejor los resultados

Es imposible notar los resultados de la terapia con luz roja en el dia a dia. Los cambios mínimos se dan primero a nivel celular, por lo que lleva algo de tiempo ver los resultados. Los médicos pueden tomar medidas de las heridas para determinar la efectividad del tratamiento o tomar fotos de los pacientes que se tratan por acné, cicatrices u otras imperfecciones. La calidad de esas fotos será superior que la de una cámara promedio, por lo que un médico puede ver los resultados con mayor exactitud. Ya que se capacitaron para ofrecer el tratamiento, también pueden aconsejar acerca del progreso del mismo, o sugerir intensificar la frecuencia para ver resultados.

#5: *Los médicos pueden agregar más tratamientos*

Es común usar la terapia con luz roja en conjunto con otros tratamientos. Por ejemplo, suelen aplicarse geles que amplifican los efectos de la luz, o terapias de luz adicionales. Algunos dermatólogos también combinan la terapia con luz roja con microdermoabrasión o limpiezas faciales para potenciar los resultados. Las terapias con otro tipo de luz no siempre están disponibles para el público en general, por lo que generalmente solo un doctor puede administrar tratamientos extra para acelerar y mejorar los resultados.

Ventajas de usar la terapia con luz roja en casa

#1: *Los tratamientos caseros te ayudan a ahorrar dinero*

No puedes hacer un tratamiento de TLR una vez y pretender sanar o eliminar todos los problemas de tu piel. En general, se necesitan varios tratamientos para lograr resultados visibles, especialmente si deseas reparar heridas de curación lenta, remover cicatrices o arrugas o eliminar el acne. En general, suelen necesitarse semanas de terapia y tratamientos de mantenimiento. Esto implica tener varias sesiones semanales. Si pagas por sesión en tu salon de bronceado local, evitar los tratamientos profesionales puede ahorrarte mucho dinero.

#2: *Los tratamientos de TLR caseros son convenientes*

Si consultas a un médico para tratarse con terapia con luz roja, no van a dejar todo lo que están haciendo para verte a ti. Necesitarás pedir una cita y esperar que la fecha disponible coincida con tu agenda. Esto se torna difícil para la gente que trabaja, en especial si se necesitan muchas sesiones. Al tratarte en casa, te evitas el dedicar infinidad de horas de tu vida a la terapia.

#3: Puedes comprar un dispositivo para otros usos fuera de las indicaciones médicas

A veces, los seguros médicos no cubren tratamientos para detener el envejecimiento o el acné. Cuando usas la terapia con luz roja en casa, tienes la ventaja de poder elegir qué área del cuerpo quieres tratar sin costos asociados. Existen menos restricciones acerca de lo que puedes hacer y por cuánto tiempo ya que no hay una compañía de seguro médico indicando que solo cubrirán un número de sesiones o que ya has llegado al máximo.

#4: El dispositivo que elijas cubrirá tus necesidades

Mientras que un médico podría determinar tus necesidades, no hay nada que no puedas hacer si haces la investigación apropiada. Hay una amplia variedad de dispositivos de TLR disponibles para usar en casa, desde pequeños dispositivos que usan ondas de alta potencia para apuntar a un área determinada, hasta dispositivos del tamaño adecuado para tratar toda tu cara. Al existir este amplio rango de opciones, puedes encontrar el dispositivo con la cobertura, efectos y longitud de onda que deseas, dentro de tu presupuesto.

Qué esperar si recibes tu tratamiento de TLR en un salón de bronceado o spa

Para aquellas personas a quienes no les molesta el traslado y la espera en la oficina del médico o el spa, puede ser práctico recibir la TLR de un profesional. En el contexto de un spa, la mayoría de los tratamientos son para acentuar la belleza, a través de la tecnología anti edad, tratamiento de acné y otras imperfecciones y reducción de cicatrices y estrías.

Algo a tener en cuenta es que, si vas al spa en lugar de al consultorio de un médico, puede recomendarte un tratamiento más largo. Esto puede deberse a la aplicación de la luz y su intensidad. Es importante siempre elegir un spa calificado y con buen renombre; asegurate de que la persona que aplica el tratamiento no está prescribiendo sesiones de más para hacer más dinero y que el equipamiento del spa sea seguro y efectivo. No tengas miedo de preguntar acerca de la dosis administrada o acerca de los equipos del spa. La misma regla aplica al elegir un salon de bronceado para recibir tu tratamiento de TLR. No tengas miedo de hacer preguntas y selecciona un salon que tenga una buena reputación. Si puedes, lee las reseñas que otras personas que hayan recibido la TLR allí dejen del lugar.

Si vas a un spa a recibir tu tratamiento, será una experiencia muy distinta de la que tendrías en el consultorio de un médico. Comenzarás por ducharte y quitarte el maquillaje, como es habitual. Aunque los spas promueven la salud y el bienestar, en general no te darán consejos médicos si usas TLR por un problema específico. Su objetivo será lograr una mejoría estética de tu piel al revertir los efectos del envejecimiento, lograr que el tono de tu piel sea uniforme y restaurar la humectación y el colágeno a la superficie de la piel.

En muchos casos, la terapia con luz roja se ofrece en un dispositivo que luce (y opera) como una cama de bronceado. Debe usarse protección ocular debido al brillo de la luz. Te acuestas en la cama, se pone un timer y te relajas durante la terapia.

Qué esperar si vas a un consultorio médico a recibir TLR

Aun cuando no desees ir al consultorio para realizar todo el tratamiento ahí, ir una o dos veces para recibir consejos médicos tiene sus ventajas. Un medico te podra indicar la intensidad necesaria del tratamiento para tratar tu problema, así como la frecuencia con la que debes aplicarlo. También podrán ofrecerte consejos invaluables acerca de los productos disponibles. Además, y aunque este libro es bastante exhaustivo, podrás hacer cualquier pregunta específica a un profesional de la salud. Esto representa una ventaja para las personas que están bajo medicación o que sienten curiosidad por saber si el tratamiento sería útil para ellas.

En los comienzos de la terapia con luz roja, probablemente tuvieras que buscar un médico naturista u holístico que te aconseje acerca de esta terapia. Desde que los estudios han demostrado su efectividad para tratar un amplio rango de enfermedades, además de sus propiedades antiedad y su efecto sobre la salud de huesos y articulaciones, existe un gran número de médicos que trabajan con luz roja. Estos incluyen dermatólogos, oncólogos y ortopedistas. Si te diriges a tu medico clinico para solicitar informacion, es posible que te refieran a un especialista.

Los médicos usan una amplia gama de equipamiento para aplicar la TLR. En muchos lugares, no se usan camas de bronceado, como en los salones o spas, ya que estas son máquinas muy grandes y no resultan prácticas para uso en pacientes externos. Por otro lado, la mayoría de los tratamientos de TLR administrados por un médico usan un enfoque más específico que permite que la TLR trate tu área comprometida. Los dispositivos manuales son comunes, así como también dispositivos largos y planos que se disponen frente a ti, o arriba tuyo en caso de que estés sobre una camilla, para aplicar la terapia. Las cajas de luz también son de uso frecuente, dispositivos tridimensionales que se orientan hacia el área a tratar desde todos los ángulos. Esto puede profundizar el beneficio y la penetración y también reducir el tiempo del tratamiento.

Cuando recibes tratamiento, será en un contexto de pacientes externos. No necesitarás sedación o anestesia y puedes irte a casa apenas el procedimiento termine. El médico responderá tus preguntas antes de aplicar el tratamiento y te explicara que puedes esperar de él. En general, una sesión no demora más de 15 minutos. Puede ser que una enfermera se quede contigo si estas nervioso, pero en general podrá un timer y dejaran la habitación, ya que la TLR se considera segura y no se esperan complicaciones.

Lo que debes saber antes de comenzar el tratamiento en casa

Una de las razones por las que la TLR ha ganado popularidad en los últimos años es porque es una de las formas de tratamiento más seguras para potenciar la sanación, disminuir la aparición de cicatrices, reducir los signos del envejecimiento y mucho más. El único riesgo de la terapia con luz roja es el daño a la piel causado por la fotosensibilidad.

La fotosensibilidad implica una probabilidad mayor de obtener daño en la piel producto de las luces emitidas. La piel de una persona fotosensible se quema con mayor facilidad y rapidez que la piel de la persona promedio, por lo que estas personas no pueden pasar mucho tiempo al sol. En general, las personas fotosensibles toman suplementos o píldoras cuyo efecto secundario es la fotosensibilidad. Si estás tomando algún tipo de suplemento o medicación, es fundamental consultar al médico antes de comenzar con la TLR. Esto incluye suplementos de venta libre, cremas de uso tópico y medicinas. Si los tomas o aplicas sobre tu piel con regularidad, tu medico deberia saberlo antes de comenzar el tratamiento.

En ocasiones, algunas personas descubren que el área tratada es sensible a la luz luego del tratamiento. Este es un efecto de corta duración, y su severidad varía de persona en persona. Puede evitar esto planificando tu tratamiento cuando planeas estar más tiempo dentro que fuera de tu casa. Por ejemplo, no programes una sesión de TLR justo antes de ir a la playa. Si piensas pasar tiempo al sol, cubre el área de tu cuerpo tratada con una tela ligera para protegerla de los rayos dañinos del sol.

Capítulo 6: Cómo elegir un dispositivo de terapia con luz roja

¿Alguna vez has buscado un remedio homeopático o un suplemento que te ayudara a ganar musculo, perder peso o curar la ansiedad? Si lo has hecho sabes que para cada suplemento o tratamiento hay docenas, cuando no cientos, de opciones en el mercado, según donde lo adquieras. Uno de los problema con los tratamientos naturales que se ofrecen al público es que no puedes confiar en todo suplemento o dispositivo que se vende online o en tiendas. Aun cuando la FDA regula los tratamientos médicos, algunos suplementos y terapias de los ofrecidos son obviados porque 'no causan daño.' Aun cuando no causen daño, no ofrecen una garantía de sus efectos. Para hacer valer tu dinero, lo preferible es usar el dispositivo de terapia con luz roja que mejor se ajuste a tu necesidad. A continuación te brindaremos algunos puntos a tener en cuenta antes de elegir un dispositivo.

Longitud de onda ofrecida

La mayoría de los dispositivos para usar en casa se encuentra dentro del rango de 630 a 700 nanómetros, aunque no todos. Algunos dispositivos están más cerca de la luz naranja, que se encuentra alrededor de los 600 nanómetros, mientras que otros se inclinan hacia el extremo no visible del espectro, alrededor de los 800-900 nanómetros. Ese es el rango de la onda infrarrojas cercanas.

La terapia con luz roja tiene una amplia gama de aplicaciones y beneficios, por lo que hay una buena probabilidad de que encuentres evidencia científica que apoye los beneficios de cualquiera de estos rangos. Sin embargo, la longitud de onda que elijas afectará la profundidad de penetración de la luz. Los mejores resultados suelen darse a partir del uso de la luz roja que se encuentra al comienzo y final del espectro, no en el medio. En el extremo inferior del espectro, la luz roja-anaranjada más efectiva se encuentra entre los 610 y 625 nanómetros, 620 nanómetros siendo la longitud de onda perfecta. En el extremo superior del espectro, la luz roja profunda penetra la piel entre los 660 y 690 nanómetros, siendo el rango ideal 670 nanómetros.

Rango

Aparte de la longitud de onda del dispositivo TLR, es importante considerar el rango de luz que se encuentra dentro del espectro que ofrece el dispositivo. Algunos dispositivos de terapia con luz roja usan bombillas fluorescentes, por ejemplo, que tienen un rango de acción más amplio que el de una bombilla LED. Por ejemplo, con una bombilla LED que emite ondas de luz a 630 nanómetros, las ondas pueden fluctuar entre los 620 y 640 nanómetros mientras que en el caso de una bombilla fluorescente con una longitud de onda similar de 630 nanómetros la fluctuación puede ser entre los 590 y 670 nanómetros.

También hay dispositivos que te permiten ajustar la longitud de onda para ajustarse a la aplicación que se le está dando a la TLR. Aunque estos pueden ser una buena inversión, es importante saber cual es la longitud de onda apropiada para tu problema antes de tomar una decisión. Los resultados de la TLR no se ven de inmediato, como en el caso de las terapias antiedad, por lo que es mejor que te asegures de no perder el tiempo tratandote a la frecuencia incorrecta. Algo más a tener en cuenta es que, mientras la longitud de onda efectiva tiene un amplio rango (los tejidos y células del cuerpo absorben longitudes de onda rojas e infrarrojas entre los 600 y 1000 nanómetros), no toda longitud de onda entre esos valores es efectiva. En algunas ocasiones, los resultados disminuyen. En otras ocasiones, usar la longitud de onda errónea puede tener como consecuencia que obtengas resultados nulos. Muchos estudios que han fallado, han sido inconclusos o aseguran que la TLR no funciona han usado ondas de luz roja que no eran las óptimas.

Densidad de la potencia

La densidad o intensidad de la potencia describe la concentración de luz, o el número de fotones que pasan por un área específica de espacio. Esta información suele encontrarse en la caja o en el dispositivo mismo. Si no encuentras esta información o quieres estar seguro de que estas comprando el producto adecuado, puedes probarlo con un medidor de energía solar. La densidad de potencia se mide en mW/cm2 milivatios por centímetro cuadrado. Puedes ajustar esta cantidad acercando o alejando el dispositivo de tu cuerpo.

Los dispositivos efectivos usan una intensidad entre los 20 y 200 mW/cm2. La densidad de potencia determinará la efectividad, así como también la distancia entre el dispositivo y el área a tratar. El dispositivo debería posicionarse a una distancia entre 5 y 50 cm del cuerpo. Mientras más cerca esté el dispositivo, más fuerte será la dosis de luz beneficial que recibas. Si lo alejas, la dosis no será tan intensa, aunque de esa forma puedes tratar un área más grande del cuerpo.

Pulso

Algunas terapias con luz roja producen pulsos, mientras que otras brindan luz en una onda continua. Las investigaciones realizadas indican que hay diferencias entre los efectos de una onda de pulso (PW) y una onda continua (CW). A pesar de que las comunidades científica y médica han llegado a un consenso con respecto cuál es la dosis efectiva de TLR, las opiniones con respecto a los dos tipos de onda y su efectividad son variadas.

Se sabe que la terapia de pulsos es efectiva y trata muchos de los mismos problemas que la terapia con luz roja de onda continua. La ciencia aún no ha logrado resultados concluyentes con respecto a los beneficios. Una teoría es que la terapia pulsada da a la mitocondria la posibilidad de absorber las ondas de luz roja emitidas, lo que aumenta la absorción. Con el tiempo, es probable que exista mayor evidencia con respecto a la diferencias entre las terapias pulsada y continua, así como también más cantidad de aplicaciones para a TLR cuando se administra usando un patrón de pulsos.

Area de superficie

El área de superficie describe el porcentaje del cuerpo que el dispositivo es capaz de tratar en una sesión. Puedes ajustar esto acercando el dispositivo a tu cuerpo o posicionando más lejos de él. A pesar de que puedes variar el área de superficie basado en como posicionar el dispositivo, es importante recordar que esto tiene sus limitaciones. Si te alejas demasiado, el tratamiento no será igual de efectivo. Tal vez ni siquiera penetre la piel. Si estás muy cerca, las ondas de luz pueden penetrar demasiado profundo y no acertarle al área objetivo de tejido.

Para evitar estos problemas, busca un dispositivo que ofrezca lineamientos para tu problema específico. Aunque algunos dispositivos insisten en que curan todos los males, no están basados en suficiente investigación para que los uses efectivamente. Busca un dispositivo diseñado específicamente para dolor de articulaciones, reducción de cicatrices y arrugas o para alivio de la psoriasis u otros problemas similares. Si eliges un dispositivo con una gama de aplicaciones más amplia, asegúrate de tener información disponible para tratar tu problema específico.

Algunos consejos más para elegir un dispositivo

Más allá de las características del producto, asegúrate de tener en cuenta lo siguiente al momento de elegir un dispositivo.

#1: *Elige productos reconocidos y aprobados*

La terapia con luz roja es una de las terapias más seguras; usada apropiadamente, no tiene efectos adversos, ya que la luz roja se encuentra dentro del espectro de luz visible a ojo desnudo. Sin embargo, existen algunos tipos de terapia de luz (como la terapia con luz azul) que son potencialmente dañinas.

Cuando compres dispositivos para aplicar la terapia con luz roja en casa, es importante elegir un producto aprobado por la Administración de Alimentos y Drogas (FDA, por sus siglas en inglés), lo cual garantiza que es un producto seguro. Si compras un producto no aprobado, no hay garantías de que la luz roja que emita sea segura. Puede inclusive ser peligrosa.

#2: *Evita los productos que hagan afirmaciones generales*

Cuando un producto hace afirmaciones generales acerca de sus propiedades, especialmente si no está regulado por la FDA u otra organización similar, es una señal de alerta. No elijas un dispositivo que no pueda dar soporte a lo que afirma. Este dispositivo no tendrá los efectos que afirma, como mínimo. Puede no ser tan efectivo como esperas o directamente no funcionar. En el peor de los casos, emitirá rayos UVA o UVB aparte de la luz roja, lo que puede ser dañino en dosis continuas.

#3: Considera elegir un dispositivo que use bombillas LED

Algunos dispositivos usan bombillas fluorescentes o incandescentes, que suelen ser una opción más fácil de costear. Sin embargo, aunque el costo inicial tal vez sea mayor, las luces LED tienen varias ventajas por sobre las otras bombillas, incluyendo:

Espectro de longitud de onda más acotado - para que la TLR sea efectiva, debe actuar dentro de cierto rango del espectro de luz visible. Las luces LED ofrecen una variación de aproximadamente 10 nanómetros. Esto significa que si tienes una bombilla de 640 nm, producirá luz que oscilará entre los 630 y 650 nanómetros. Las bombillas fluorescentes e incandescentes, en cambio, pueden tener una fluctuación de más o menos 40 nanómetros. Esto explicaría por qué muchos productos pensados para uso casero, particularmente los que usan bombillas incandescentes o fluorescentes, están diseñados para producir ondas de luz de alrededor de 660 nanómetros: aun fluctuando 40 nanómetros la luz seguirá manteniéndose dentro del espectro necesario para ser efectiva.

Mayor durabilidad y portabilidad - las bombillas tradicionales están hechas de vidrio, mientras que los dispositivos LED suelen estar fabricados de metal o plástico;

esto aumenta su durabilidad. Por otro lado, las LEDs son mucho más pequeñas que las bombillas tradicionales, por lo que son más fáciles de usar en dispositivos portátiles. También significa que no tendrás que lidiar con abultados equipos para obtener los beneficios de la terapia con luz roja.

Son más ecológicas - considerando el estado actual del medio ambiente, todo cambio que puedas hacer para reducir en consumo energético, por pequeño que sea, es un paso en la dirección correcta. Las bombillas LED generan la misma luz que obtienes con las opciones fluorescente o incandescente, pero requieren menos energía para hacerlo.

Reducción del calor - el calor que genera la terapia con luz roja puede ser intenso. Cuando usas bombillas LED, se genera menos calor. De esta forma la terapia es más placentera y también más segura.

Si eliges un dispositivo que no use tecnología LED, otras opciones incluyen láser de bajo nivel, lámparas de calor, bombillas incandescentes, lámparas halógenas, fluorescentes, entre otros. Sin embargo, no todas estas opciones son tan eficientes, exactas o seguras como los dispositivos TLR que utilizan lámparas LED.

#4: Usa un dispositivo adecuado para tu propósito

Esto puede parecer obvio. Si estás tratando de usar TLR que penetra más profundamente en el cuerpo para tratar dolor de espalda o articulaciones, no querrás invertir en una máscara foto facial diseñada especialmente para usar en el rostro. No habrá efectos adversos, pero tampoco será un tratamiento efectivo.

Además, elegir el producto equivocado puede ser inconveniente para su uso. Por ejemplo, seria incomodo usar una máscara foto facial sobre tu rodilla por un largo periodo de tiempo, especialmente porque la mayoría de los productos tiene un peso relativo a su tamaño.

#5: Evita los dispositivos descartables

Los dispositivos para terapia con luz roja deben adquirirse por única vez. La excepción sería si quieres más de un dispositivo, para tratar diferentes áreas de tu cuerpo. Evita los productos descartables. A pesar de que esos productos son atractivos por su bajo costo inicial, generalmente no son tan efectivos como los dispositivos reutilizables. Tambien deberias evitar los dispositivos que necesitan repuestos, ya que con el tiempo te terminarán saliendo más caros. Los dispositivos de buena calidad duran de por vida.

#6: Ten en cuenta las fuentes de energía de tu dispositivo

Algunos dispositivos llevan baterías, mientras que otros deben enchufarse a un tomacorriente. Las baterías pueden ser costosas y, por otro lado, los dispositivos a bateria comenzarán a perder potencia antes de agotarse por completo. Tal vez no notes esta disminución, pero no obtendrás los mismos beneficios de tu tratamiento. Si sufres brotes de dolor frecuentes, como le sucede a las personas que sufren enfermedades como artritis reumatoidea, es conveniente tener un dispositivo para uso en el hogar y otro portátil para usar en el trabajo o donde sea que pases muchas horas del dia.

#7: *Evita los productos que requieren geles o ungüentos para funcionar*

Algunos dispositivos traen un gel, ungüento u otra solución tópica para ser aplicado antes de la TLR. Aunque en algunos casos una solución de uso tópico puede mejorar los efectos de la terapia, esto siempre debe hacerse bajo indicación médica. La TLR es una terapia segura, pero las soluciones tópicas pueden causar fotosensibilidad en la piel. Esto significa que demasiada exposición a la luz puede resultar en quemaduras.

Además, si compras un dispositivo que se usa con un ungüento tópico o un gel, significa que tendrás que comprar más cuando eventualmente se te acabe. Esto representa costos adicionales. También existe el riesgo de que la compañía discontinúe el producto.

Finalmente, deberías evitar estos dispositivos debido a que la terapia con luz roja funciona sin la necesidad de productos adicionales. Esto puede indicar que el dispositivo es de baja potencia o no tiene el mismo rendimiento que otros dispositivos del mercado.

#8: Considera las características extra

Dependiendo del dispositivo que elijas, es probable que vayas a hacer una inversión costosa. Piensa si hay alguna característica adicional que te gustaría que tu dispositivo tuviera. Por ejemplo, algunos dispositivos solo proveen ondas de luz roja, mientras que otros ofrecen una variedad de colores para tu piel. Además de cambiar de color, algunas características que puedes encontrar en un dispositivo incluyen:

Un control remoto

Un manual con instrucciones específicas

Configuración de colores / potencia

Botón de apagado/encendido de fácil acceso

Un timer para evitar que la sesión sea demasiado larga

Un botón de apagado automático

Si bien es importante tener en cuenta las características adicionales, no debemos permitir que estas nos obnubilan. Algunas compañías destacan todas las características que hacen de su producto el mejor del mercado, pero cuando se trata de lo importante, la terapia en si, el dispositivo no está a la altura de los resultados prometidos. Los accesorios no suman si el tratamiento en si no es efectivo.

#9: Busca una garantia

¿Alguna vez has comprado un teléfono, una computadora u

otro dispositivo electrónico y dejaste de contratar la garantía, para evitar más gastos? Es algo muy común; la gente siempre cree que nada le pasara a su producto. La realidad es que los accidentes suceden. Tal vez vuelques tu café sobre tu dispositivo portátil o una descarga eléctrica cause un cortocircuito. En lugar de sucumbir al pánico ante estas cosas, elige un dispositivo con garantía. Tal vez tengas que pagar algún dinero extra por la garantía; la paz mental que significa saber que tu inversión está protegida lo vale.

También debes tener en cuenta la política de devoluciones. Algunas compañías solicitan que pagues el envio si deseas enviar el producto de vuelta o cambiarlo, lo que significa aun más dinero gastado. Esto es especialmente cierto si invertiste en una cama de bronceado o un panel grande.

#10: Ten en cuenta el servicio de atención al cliente

Algo que la gente tiende a dar por sentado, especialmente cuando compra online, es el servicio de atención al cliente. Lo ideal es que la compañía ofrezca atención al cliente las 24 hs. Esto, sin embargo, no siempre es una realidad. Como mínimo, la compañía debería ofrecer atención al cliente en un horario que coincida con tus horas de actividad.

Puedes encontrar información acerca del servicio de atención al cliente de la compañía en internet. Aquí también puedes encontrar reseñas y experiencias de compradores anteriores, así como información que ofrece el sitio de la empresa. La compañía debe tener un número telefónico para comunicarse en tiempo real. Tener agentes en el sitio para comunicarse vía chat o una dirección de correo electrónico también puede ayudar.

Tambien deberias asegurarte de que el producto que elijas tenga un manual que pueda responder tus preguntas, cuando el servicio de atención al cliente no está disponible. Si tienes que adivinar cómo usar tu dispositivo, con información limitada de su funcionamiento, lo más probable es que no recibas los resultados que esperas de la terapia.

Un consejo final para elegir el dispositivo de TLR perfecto

Aunque no le dediques tanto tiempo a la compra de un dispositivo de TLR como harías cuando compras un auto, el dispositivo que elijas es realmente una gran inversión. Cualquier dispositivo que no de los resultados prometidos es una pérdida de tiempo y dinero. Para evitar ese fiasco, así como las difíciles devoluciones y la pérdida adicional de dinero que conlleva el tratar con una compañía irresponsable y sin ética, realiza una lista antes de comprar tu dispositivo.

Paso 1: Piensa en cuál es tu propósito para usar la TLR

El primer paso es decidir para qué quieres usar la terapia con luz roja. ¿Quieres tratar arrugas o cicatrices? ¿Es tu objetivo eliminar el dolor de espalda o reducir el dolor de las articulaciones y la inflamación? ¿Quieres un dispositivo de TLR para un propósito general, como ayudar en los primeros auxilios o con desgarros musculares? La razón para usar el dispositivo afecta la elección del mismo.

Paso 2: Decidir qué dispositivo es el mejor

Una vez que sepas para que quieres usar la terapia con luz roja, debes tener una idea de los dispositivos que pueden usarse. Aprenderás más acerca de los dispositivos disponibles en el siguiente capítulo. En la mayoría de los casos, encontrarás que hay al menos dos o tres dispositivos que sirven para tus necesidades. Es útil tener a mano una breve lista para no distraerte mientras sopesar tus opciones.

En algunos casos, es útil buscar un dispositivo aprobado por la FDA (o por la organización que regule tu país) y que menciona que trata tu problema específico. A pesar de que hay limitaciones con respecto a la cantidad efectiva de TLR, hay variaciones según el problema que se quiera tratar.

Paso 3: Encontrar un dispositivo dentro de tus parámetros

Cuando sepas que tipo de dispositivo estas buscando, tendrás que encontrar uno que funcione para tu propósito específico. Para esto, es importante considerar los factores que se discutieron antes en este capítulo, incluyendo la longitud de onda y su rango, densidad de potencia, pulso y área de superficie del dispositivo. Puedes dar una ojeada al capítulo 8, donde encontrarás lineamientos con respecto a las dosis para ciertos problemas de salud.

Elige varios dispositivos que ofrezcan la dosis apropiada para el área de superficie a tratar. Si tienes una gama de opciones,no te sentirás forzado a tomar una decisión. Date a ti mismo la oportunidad de aprender más acerca de cada dispositivo y comparar las ventajas y desventajas de cada uno antes de tomar una decisión. De esta forma, no estarás haciendo una compra de la que luego te arrepientas.

Paso 4: Considera tus opciones

Una de las formas más fáciles de sopesar tus opciones es hacer un cuadro comparativo con los dispositivos posibles. Una de las primeras cosas a tener en cuenta es tu presupuesto. Establece cuanto es lo máximo que quieres gastar y tacha los dispositivos que excedan ese umbral. Luego, piensa qué es lo más importante para ti, aparte de la efectividad. Responde las siguientes preguntas:

¿Es este dispositivo cómodo de usar?

¿Va a ser una molestia instalarlo?

¿Necesito algun producto de uso tópico para usar mi dispositivo?

¿Viene con proteccion ocular, en caso de que la necesite?

¿Trae instrucciones para ayudarme a usarlo?

¿Qué dicen los otros clientes acerca de este dispositivo?

¿Tiene la intensidad correcta para tratar mi problema?

¿Tiene garantía y política de devoluciones?

¿Cubre un área de superficie lo suficientemente grande?

¿Ofrece la luz directa que necesito para mejorar mi problema?

¿Incluye un control remoto o alguna otra característica extra?

¿Cual es la longitud de onda y dosis de TLR que brinda este dispositivo?

¿Es solo para TLR o brinda terapia con otros tipos de luz?

¿Está aprobado por la FDA? ¿Asegura cosas que podrían ser falsas?

¿Algún cliente anterior reportó una mala experiencia con el dispositivo o la compañía?

¿Proviene de una compañía bien establecida?

¿Ofrecen soporte al cliente, a traves de un manual o de atencion al cliente?

Puedes agregar las preguntas que se te ocurran. También tómate el tiempo de leer las reseñas de los usuarios anteriores. Las reseñas más objetivas las encontrarás en un sitio que no sea el sitio oficial de la empresa. Esto es especialmente cierto si las reseñas en la página de la empresa son abrumadoramente positivas.

Paso 5: Toma la decision final

Una vez que tengas toda la información que necesitas, estás listo para comprar el producto. Al considerar todos los factores anteriores, debes sentirte seguro de la calidad del dispositivo que elijas. Si aun no estas seguro de cuál es el mejor, puedes consultar a un médico u otro profesional de la salud que se especialice en TLR.

Capítulo 7: Tipos de dispositivos para terapia con luz roja

Ahora que sabes cómo elegir un producto de calidad, consideremos que tipo de dispositivo es el adecuado para ti. Hay varios tipos de dispositivos en el mercado, algunos diseñados para usarse en áreas del cuerpo específicas y otros diseñados para una gama más amplia de aplicaciones. La clave para elegir el dispositivo perfecto es encontrar uno que tenga todo lo que necesites y esté dentro de tu presupuesto. Este capítulo te guiará para encontrar el dispositivo ideal, que cumpla con tus requerimientos. De ahí, decidir cuánto quieres invertir en el tratamiento depende de ti. Recuerda, sin embargo, que la cantidad que gastes siempre será menor de lo que gastarias en tratamientos con médicos o en tu spa local.

Mascaras faciales

Este dispositivo está pensado para usar específicamente en el rostro. Puede usarse para tratamientos antiedad, aunque también se utiliza para remover cicatrices y tratar el acné. Una de las ventajas de las máscaras faciales es que se adaptan al contorno de tu cara, lo que es ideal para tratamientos globales. No son especialmente útiles si tienes dolor de espalda, pero son una opción excelente para las personas que buscan exclusivamente los beneficios faciales de la TLR.

Las máscaras faciales típicamente tienen aberturas para los ojos, nariz y boca por lo que las partes más sensibles de tu rostro no se verán expuestos a la luz. Estas aberturas también resultan convenientes ya que puedes reclinar o cambiar de posición, sin necesidad de reajustar la máscara o temer que se resbale. Algo a tener en cuenta, sin embargo, es que las máscaras faciales pueden ser pesadas por lo que no todos querrán sostenerla sobre su rostro o mantenerse erguido durante la terapia.

Algunas máscaras faciales están diseñadas para ser usadas con TLR; otras, ofrecen una amplia gama de colores. Estas son ideales para las personas que sufren acné, ya que el acné requiere exposición a la ondas de luz rojas y azules. También son ideales para las personas que buscan absorber una gama de colores más amplia. Esto actúa sobre el cuerpo de manera similar a la terapia con luz de espectro completo, ya que las diferentes frecuencias de ondas lumínicas modifican la forma en que las las ondas son absorbidas por el cuerpo, produciendo diferentes efectos.

Lo habitual es lavar tu rostro y secarlo para poner la máscara sobre una superficie limpia. También es conveniente usar un timer, configurar el color y entonces posicionar la máscara sobre tu rostro el tiempo de tiempo recomendado. Como las máscaras faciales deben usarse a corta distancia, no hay mucha variación en el tratamiento o la intensidad. Algo a tener en cuenta al momento de comprar una máscara es elegir un modelo que venga con control remoto. Esto te permitirá ajustar el color y poner un timer durante la terapia, en lugar de tener que sacarte la máscara para cambiar los ajustes.

Cascos para TLR

Los cascos para aplicar TLR son similares a los usados por los jugadores de football americano o los secadores de un salon de peluqueria. Es un casco que sigue el contorno de tu cráneo y emite ondas de luz roja alrededor de tu cabeza. En general, estos cascos usan tecnología láser y no LED, ya que se necesitan ondas más fuertes para estimular el crecimiento del cabello. No hay investigaciones que demuestran el efecto de la luz roja sobre el cabello sano, pero la ciencia ha demostrado que la terapia con luz roja estimula el crecimiento de cabello en personas que sufren de calvicie genética.

Si eliges este dispositivo, ten cuidado con aquellos productos que prometen mejorar tu función cognitiva o reparar el daño neuronal. No se ha probado el efecto de la terapia con luz roja sobre las funciones neurológicas. Estimulara el crecimiento del cabello, pero no te hará más listo. El estilo envolvente del casco significa que tus folículos pilosos reciben estimulación. También ofrece varios ángulos de absorción de la luz.

Hay una gran demanda por este tipo de dispositivo, por lo que pueden ser un poco más costosos que las otras opciones. Este costo también responde a la cantidad limitada de rayos que emiten la frecuencia apropiada de ondas para estimular el crecimiento capilar (alrededor de 630 nanómetros). Hay solo 51 láseres que emiten esa frecuencia.

Cama de terapia con luz roja

Para la mayoría de las personas que buscan usar la TLR en casa, una cama de terapia no es su primera inversión. Este dispositivo es muy parecido a una cama de bronceado. Pones un timer, y te acuestas dentro hasta que el tratamiento termine. Sin embargo, no es la opcion mas practica. No solo son caras, sino que también ocupan mucho espacio. Por otro lado, tu consumo eléctrico aumenta mucho, ya que necesitan mucha energía para funcionar, especialmente al principio de tu régimen de terapia, cuando usaras la maquina varias veces por semana.

Las camas de TLR se usan para tratamientos globales. Pueden mejorar la apariencia y la coloración de la piel, las estrías, arrugas, y otras imperfecciones y signos del envejecimiento. Es necesario usar gafas para proteger los ojos, ya que son tratamientos que se aplican sobre el cuerpo entero. A pesar de que son una buena opción para tratamientos globales, las camas de TLR pueden no tener la misma potencia que otros dispositivos más pequeños que se aplican a una distancia menor, directamente sobre el área afectada.

Lámparas de terapia con luz roja

Las lámparas de TLR lucen como una lámpara de escritorio, excepto que tienen un área grande y cuadrada cubierta de lámparas LED que emiten una frecuencia luminosa. Es común encontrar lámparas de TLR que emitan luz a más de una frecuencia. Algunas emiten luz amarilla, ambarina o infrarroja aparte de la luz roja. Si eliges este tipo de dispositivo para tu tratamiento, invierte en uno que tenga un brazo flexible. Este brazo flexible te permite posicionar el dispositivo según sea necesario.

Una de las ventajas de las lámparas de TLR es que pueden usarse para un amplio rango de áreas. Puedes usarla sobre tu rodilla o pierna, por ejemplo, subiendo tu pierna sobre la mesa mientras usas la lámpara. Usando gafas protectoras, el dispositivo puede usarse sobre la cara. La lámpara también puede ajustarse para tratar tus manos, cuello, pecho o cualquier otra parte del cuerpo. Aunque es ampliamente flexible, este dispositivo no logra tanta cercanía con la piel por lo que no es la mejor opción para alguien que pretende tratar la artritis reumatoidea en sus dedos, por ejemplo. Deberías tener en cuenta la densidad de potencia de la lámpara que compras si quieres un tratamiento más intenso. Por otro lado, presta atención a las instrucciones del fabricante acerca de la proximidad a la que debe usarse la lámpara. Esto puede afectar las partes del cuerpo sobre las que puedes usarla.

Dispositivos de mano para TLR

Los dispositivos de mano o portátiles son ideales para tratar un área determinada. Por ejemplo, la TLR puede usarse sobre una articulación específica para aliviar la inflamación y el dolor. Al igual que con las otras opciones, hay diferentes tamaños de dispositivos portátiles en el mercado. Al elegir, considera el área de superficie del problema a tratar. Un dispositivo pequeño sería lo ideal para aliviar el dolor producido por la artritis reumatoidea, mientras que uno de tamaño mediano sería ideal para tratar cicatrices, heridas y estrías.

El Dr. Brian McLaren es un cirujano veterinario y científico con antecedentes en enfoques veterinarios holísticos. En Australia, es un reconocido veterinario acupunturista, pero también está calificado para administrar acupuntura a humanos. En la década del '90, el Dr McLaren dirige su atención a la terapia con luz roja, realizando estudios y publicando sus resultados en 1996. Esos estudios son la base de los dispositivos portátiles para aplicar TLR que usamos hoy en dia.

Uno de los mayores beneficios de los dispositivos de mano es que tienes total control sobre ellos. Puedes ajustar la distancia a la que lo aplicas, lo que te permite controlar qué tan fuerte será la dosis y cuanto tiempo mantienes el dispositivo en posición. Si tienes áreas problemáticas, es una buena opción ya que puedes concentrarte en el área específica. Por ejemplo, puede ser una buena opción para alguien con estrías solo en su abdomen o daño en la articulación de tus tobillos.

Algo a tener en cuenta es que la mayoría de los dispositivos de mano usan baterías. Esto no significa que debas descartarlos como una opción, solo ten en cuenta el tipo de batería que necesitarás comprar y cada cuánto necesitarás reemplazarlas. Los dispositivos portátiles son más baratos que los demás productos del mercado y eso los hace atractivos; sin embargo, la necesidad de comprar baterías incrementa el costo general. Otra desventaja es que deberás sostener el dispositivo en su lugar por la duración de la sesión. La mayoría de los dispositivos de mano están diseñados para ser sostenidos en tu mano, ya que no se los puede apoyar en ningún tipo de soporte.

Paneles de terapia con luz roja

Los paneles para TLR pueden venir en diferentes tamaños. Algunos son del tamaño de un espejo de tocador, mientras que otros tienen el tamaño de una puerta. Por supuesto que el tamaño del panel afecta su precio. Algunos están diseñados con un solo panel; generalmente, estos requieren que trates un lado de tu cuerpo por vez. Esta falta de angulos hace de ésta una mala elección para tratar arrugas o para tratar todo tu cuerpo en una misma sesión. Otros dispositivos constan de dos o tres paneles, que pueden ajustarse para lograr el ángulo y la cobertura que deseas.

Los paneles de TLR son una muy buena elección para los tratamientos de acné, antiedad y otras imperfecciones faciales. Sin embargo, la mayoría de ellos se usa en forma vertical, por lo que no son recomendables para áreas específicas. Si decides invertir en una unidad más grande, debes permanecer parado toda la duración de la sesión, lo que puede resultar incómodo para algunas personas.

Capítulo 8: Cómo usar la terapia con luz roja en casa

Una de las mayores desventajas de usar TLR en casa es determinar la dosis apropiada. Aun cuando el dispositivo provea un manual de instrucciones, estas no siempre son específicas para el tratamiento que necesitas. Este capítulo te guiara para determinar la dosis apropiada para tu problema o necesidad, como también la duración del tratamiento y la frecuencia con la que deberías aplicarte la terapia.

Antes de empezar

Aunque la TLR involucra ondas que penetran bajo la piel y cumplen su función debajo de la capa externa de la epidermis, lo mejor es empezar sobre un 'lienzo limpio.' La grasitud y la suciedad que se acumula en tus poros no detendrá los efectos de la TLR, pero tal vez los reduzca; esto es particularmente cierto en el caso del acné y tratamiento de heridas, ya que en esos casos la luz roja trabaja sobre las capas internas pero también sobre la capa externa de la epidermis.

Usa agua y un jabón suave para limpiar el área a tratar. Luego, sécala con suaves golpecitos, sin frotar, ya que no queremos irritar la piel. Tambien deberias remover cremas, maquillaje y transpiración de tu piel. Esto te ayudará a obtener los efectos deseados.

Dosis

La dosis para la terapia con luz roja se mide de acuerdo a la intensidad del dispositivo y el tiempo que las ondas luminicas deben aplicarse para que sean efectivas. Esto se mide en Joules por centímetro cuadrado, o J/cm^2. Cuando la densidad de potencia es mayor, el dispositivo no necesitará aplicarse por mucho tiempo para llegar a la misma dosis.

Esto te da la libertad de administrar tu dosis. Si estás tratando un área de superficie grande y te encuentras relativamente lejos del dispositivo, lo más beneficioso son las sesiones más largas, entre 5 y 15 minutos. Esta también es una opción ideal para las personas que quieren relajarse durante su tratamiento. Si posicional el dispositivo más cerca tuyo, la sesión será considerablemente más corta, de 30 segundos a algunos minutos.

Por ejemplo, puedes usar las siguientes aplicaciones para lograr una dosis de 1 J/cm^2:

200 mW/cm^2 durante 5 segundos

100 mW/cm² durante 10 segundos

20 mW/cm² durante 5 minuto

Esto es solo un ejemplo de cómo la dosis puede calcularse. En la realidad, la mayoría de las aplicaciones requieren un tratamiento de entre 4 y 6 J/cm². Algunos problemas, como los dolores de articulaciones, pueden necesitar hasta 40 J/cm², 60 J/cm², 700 J/cm² o más. Esto se debe a que el tejido dañado y las articulaciones que causan dolor están mucho más profundos. La mayor densidad de potencia permite a las ondas luminosas rojas penetrar hasta alcanzar el área.

Si vas a usar una dosis mayor, se recomienda consultar a un médico que tenga experiencia con tratamientos de TLR antes de comenzar la terapia. Es fácil recibir demasiada TLR con una dosis mayor y deben tomarse precauciones para que la terapia sea efectiva y útil.

Calculando la dosis usando la potencia en vatios del dispositivo

Algo a tener en cuenta es que no todas las compañías publican información acerca de la dosis de sus dispositivos, según la cercanía con la piel. Puedes encontrar información acerca de la potencia en vatios, pero no la dosis real que ofrece el producto. En ese caso, puedes calcularla facilmente.

Comienza por buscar la irradiancia, que es la cantidad que se mide en mW/cm². Una vez que encuentres ese dato, multiplica la irradiancia por el tiempo que durará la sesión, en segundos. Luego lo divides por 1000 para calcular los J/cm² que representa esa dosis.

Por ejemplo, imagina que tienes un dispositivo que tiene una salida medida en 27 mW/cm² y planeas usarlo por 90 segundos (1 minuto y medio). Multiplicas 27 mW/cm² por 90 y obtienes 2,430. Luego, ese resultado lo divides por 1000 y llegas a 2.43/cm² J.

Duracion

La duración del tratamiento depende del área a tratar y de qué tan poderosas son las ondas luminicas emitidas por tu dispositivo. En algunos casos, la gente asume que un exceso de terapia es mejor que no haber tenido la suficiente terapia. Sin embargo, lo opuesto es lo cierto. Luego de un determinado tiempo, la forma en que las ondas penetran bajo el tejido del cuerpo tiene un rendimiento decreciente. Basicamente, los efectos se cancelan.

Para algunas terapias, la duración necesaria del tratamiento es de 30 a 60 segundos. En otros casos, la terapia con luz roja debe aplicarse por entre 5 y 15 minutos. Otro factor que determina la duración del tratamiento es si la luz es continua o pulsada.

Si has estado expuesto a la luz roja por mucho tiempo, puedes comenzar a sentir los síntomas de una sobredosis: debilidad muscular, mareos y náuseas leves. Si experimentas estos síntomas, significa que has abusado de tu dispositivo. Tomate unos días para recuperarte y prueba con dosis más pequeñas la próxima vez. No hay otros efectos causados por el uso excesivo, ya que las ondas de luz roja no alteran el ADN, por lo que no pueden causar mutación celular o cáncer.

Frecuencia

La frecuencia a menudo depende de la severidad de tu problema. Por ejemplo, las heridas de cicatrización lenta causadas por la diabetes pueden tratarse usando TLR una o dos veces al dia. En la mayoría de los casos, sin embargo, deberías realizar una sesión de terapia luminosa roja 3 o 4 veces por semana. Cuando hayas logrado los resultados deseados, reduce el número de sesiones a una o dos por semana. Esta es una buena frecuencia para mantenimiento regular.

Información disponible acerca del tratamiento de problemas específicos

Como con cualquier descubrimiento médico, el periodo temprano de investigación es una sucesión de éxitos y fracasos. Aunque hay estudios e investigación que prueba la efectividad de la terapia con luz roja, algunos estudios arrojan resultados no concluyentes. En muchos casos, cuando las técnicas de TLR se prueban una y otra vez, los estudios no concluyentes y los estudios que invalidan los efectos de la luz roja son el resultado de estrategias equivocadas. Esto puede incluir uso de la longitud de onda incorrecta o uso de una frecuencia incorrecta, ya que demasiada terapia con luz roja puede invalidar sus efectos.

Afortunadamente, aún los estudios fallidos enseñan algo acerca de las longitudes de onda y las estrategias de tratamiento que no son efectivas. En algunos casos, hay suficiente información disponible para determinar el mejor curso de acción para un problema específico. Esta información puede guiarte para decidir el dispositivo que usarás en casa, la potencia de la dosis y la frecuencia del tratamiento.

Mucositis Oral

La mejor técnica es aplicar el dispositivo directamente sobre el área afectada, en lugar de usar un movimiento tipo scanner. Por prevencion, debe usarse una dosis de 2-3 J/cm^2. Si la TLR se usa para suavizar la severidad de la mucositis oral, debe aplicarse una intensidad de 4 J/cm^2. Se recomienda no exceder este limite.

Acné

Al tratar el acné, lo más común es usar máquinas faciales. Siempre deberías elegir tratamientos menos intensos, ya que las altas dosis o dosis muy frecuentes pueden secar la piel, empeorando el problema. Una la terapia un par de veces a la semana. Te tomará más tiempo ver los beneficios, pero será más efectivo.

Curación de heridas

En el caso del tratamiento de heridas, el análisis de los estudios disponibles sobre el tema muestra que no hay diferencia entre las diferentes fuentes de luz; no tiene relevancia si la luz procede de láseres o bombillas LED.

Alivio del dolor

La forma en la que la TLR alivia el dolor hace necesario que sigas un régimen persistente para atacar el dolor cuando comienzas. Algunos médicos recomiendan tratar el área dos veces al día las primeras dos semanas. Pasadas las primeras dos semanas, el alivio del dolor comenzará a ser constante. Algunas personas experimentan un cierto porcentaje de alivio mientras que otros experimentan alivio completo del dolor. Una vez que hayas llegado a este punto, las sesiones deberán realizarse una o dos veces por semana, como mantenimiento.

El alivio del dolor, especialmente en el caso de dolor crónico de espalda, cuello y otras áreas del cuerpo puede ser benéfico. También invalidas los efectos con uso excesivo. El dolor debería aliviarse luego de la primera sesión. Si comienzas experimentar alivio del dolor, pero la inflamación continua, puede ser indicativo de que necesitas reducir el tiempo que pasas bajo la luz.

Tratamiento antiedad

En general, los pacientes que tratan de revertir en alguna

medida los efectos del envejecimiento debería seguir un régimen de tratamiento de 2 o 3 sesiones semanales, por 3 a 6 semanas. Cuando los resultados sean aparentes, se seguirá con una sesión de mantenimiento cada dos semanas. Por supuesto, esto exceptúa a los pacientes con severos signos de envejecimiento. La edad también afecta, ya que el cuerpo naturalmente produce menos colágeno con el tiempo.

Psoriasis

La mayoría de los dispositivos usados para tratar la psoriasis tienen una fuerte densidad porque la psoriasis ocurre en grandes parches por todo el cuerpo. Por lo tanto, deberías usar un dispositivo que provea una dosis adecuada. En promedio, el tratamiento para la psoriasis comienza con sesiones de 3 minutos diarios. Deberías notar mejoría en menos de una semana, Si no notas efectos positivos dentro de los 5 días del tratamiento, aumenta el tiempo de la sesión a seis minutos diarios.

Úlceras bucales

Las úlceras bucales son causadas por un virus que se vuelve activo luego de estar latente bajo la piel por un largo periodo de tiempo. Las úlceras bucales son persistentes y duraderas, por lo que requieren terapia con luz roja intensa para potenciar su rápida curación. Un estudio llevado a cabo en el centro médico Tel Aviv Sourasky monitoreo pacientes con ulcera bucales para determinar la dosis efectiva. Los pacientes que recibían TLR por tres minutos, cinco veces al dia, vieron su lesión desaparecer en los siguientes tres a cinco días.

Crecimiento de cabello

La información disponible muestra que la dosis más efectiva es 650 nanómetros. Esta longitud de onda debería usarse varias veces por semana por, al menos, un mes. Luego, puedes reducir la frecuencia a una o dos veces por semana. Es común ver resultados en luego de tres a seis meses de usar el dispositivo.

Cuanto tiempo demora la TLR en...

Ya hemos mencionado que la TLR es una terapia progresiva. Los resultados progresan con cada tratamiento, hasta que llegas al punto máximo de beneficio que obtendrás de la terapia. A partir de ahí, necesitas llevar a cabo mantenimiento al una vez por semana, o, como mínimo, una vez cada varios meses. Estos son los efectos que podrás esperar luego de un número de tratamientos:

Entre 1-5 tratamientos con terapia con luz roja tendrás una piel más suave, una reducción evidente del acné, mayor energía, alivio de los dolores y mejores patrones de sueño.

Entre 5-10 tratamientos, deberías notar piel más tersa, estrias, acne y cicatrices menos pronunciadas y un tono uniforme y mejorado de la piel. También notarás reducción constante del dolor en el cuerpo y las articulaciones, en lugar de simple alivio.

Luego de haber completado 20 sesiones, experimentarás los mayores resultados. Aquí notarás la reducción de la resistencia decoloración de la piel, incluyendo hiperpigmentación y arañas vasculares. También notarás reducción del tejido cicatrizal, arrugas y estrías reducidas a su mínima expresión, alivio para enfermedades como el eczema y la psoriasis y el máximo alivio de los colores.

Manteniendo los beneficios de la terapia con luz roja

¿Has conocido a alguien que actúe como un 'yo yo' de las dietas? Comen saludablemente y se ejercitan por un tiempo y logran bajar de peso. Luego regresan a su viejo estilo de vida y todo vuelve para atrás. Los cambios corporales requieren mantenimiento regular, incluyendo aquellos inducidos por la terapia con luz roja.

Por supuesto, no todos necesitarán más TLR para mantener sus beneficios. En algunos casos, la persona sana por completo luego del tratamiento. Por ejemplo, las cicatrices y las estrías se desvanecen por completo y no regresaran, a menos que te salgan nuevas. Además, el dolor resultante de los desgarros musculares y heridas que han sanado por completo no necesitan cuidados extra.

La TLR sin embargo, trata enfermedades crónicas. Usualmente, solo hay tratamiento, no completa curación de la enfermedad. Por ejemplo, la psoriasis y los trastornos de tiroides no pueden curarse por completo. Luego del alivio de los síntoma,s es necesario el tratamiento adicional para evitar nuevos problemas.

Conclusión

Solo hace falta ver el abanico de problemas resultantes de la falta de exposición al sol para darte cuenta de los beneficios que trae la luz. La terapia con luz roja es especialmente beneficiosa, ya que funciona sin dañar la capa exterior de la piel. En lugar de eso, penetra para atacar a los problemas que existen a nivel celular y puede aliviar dolores, enfermedades cutáneas, inflamación , el sistema inmune y mucho más.

Si no deseas gastar tiempo y dinero visitando un spa o un médico en forma regular para recibir terapia con luz roja, administrar la terapia en casa es una gran opción. Puedes hacer esto comprando un dispositivo que emite ondas lumínicas a la frecuencia necesaria para tratar tu problema.

Esperamos que hayas aprendido más acerca de los muchos beneficios de la terapia con luz roja y cómo puedes usarla para mejorar tu salud global. También has aprendido sobre el uso de la TLR en casa y las dosis convenientes.

El próximo paso es comprar un dispositivo y averiguar cómo la TLR puede beneficiarte a ti. ¡La mejor de las suertes!

Si estás satisfecho con el contenido de este libro, por favor deja una reseña positiva en Amazon. ¡Gracias!

Lectura recomendada

Auras: Aprende a leer y limpiar auras
https://amzn.to/2X10l8p

Auras, Clairvoyance & Psychic Development: Energy Fields and Reading People
https://amzn.to/2SxjJr9

EL TERCER OJ: PODER MENTAL, INTUICIÓN Y CONCIENCIA PSÍQUICA
https://amzn.to/2E8liXv

Third Eye: Third Eye, Mind Power, Intuition & Psychic Awareness: Spiritual Enlightenment
https://amzn.to/2qre9tX

Referencias

https://science.howstuffworks.com/what-is-wavelength.htm

https://redlighttherapy.lighttherapyoptions.com/red-light-therapy/

http://blog.fitbodywrap.com/infrared-vs-red-light

https://redlighttherapy.lighttherapyoptions.com/red-light-therapy-faq/

https://redlighttherapy.lighttherapyoptions.com/red-light-therapy-for-skin/

https://redlighttherapy.lighttherapyoptions.com/does-red-light-therapy-work/

http://www.besthealthmag.ca/best-looks/skin/is-red-light-therapy-safe/

https://www.thedermreview.com/red-light-therapy/

https://weather.com/health/news/alaska-24-hours-daylight-summer-coping

https://www.healthline.com/health/depression/benefits-sunlight

https://www.sunlighten.com/blog/difference-light-therapy-near-infrared-therapy/

https://www.sunlighten.com/blog/chromotherapy-sauna-benefits-color-therapy-explained/

https://www.mylighttherapy.com/color-therapy.html

https://www.naturesenergieshealth.com/natural-therapies/color-therapy/

https://lighttherapyoptions.com/light-therapy/amber-light-therapy/

https://lighttherapyoptions.com/light-therapy/blue-light-therapy/

https://lighttherapyoptions.com/light-therapy/full-spectrum-light-therapy/

https://lighttherapyoptions.com/light-therapy/uv-ultraviolet-light-therapy/

https://www.truthinaging.com/review/green-its-the-new-red

https://www.skincancer.org/prevention/uva-and-uvb

https://www.thepaleomom.com/joovv-red-light-therapy-for-autoimmune-disease/?cn-reloaded=1

https://redlightman.com/light-therapy/red/

https://joovv.com/blogs/joovv-blog/guide-to-choosing-red-light-therapy-device

https://www.psoriasis.org/pregnancy/treatments/light-therapy

https://endalldisease.com/complete-red-light-therapy-dose-guide/

https://www.dietspotlight.com/red-light-therapy-review/

http://www.qbmi.com/applications/oral-mucositis/oral-mucositis-research

https://aahlight.com/red-light-therapy/

https://paindoctor.com/red-light-therapy-for-pain/

https://www.oglf.org/what-is-red-light-therapy/

https://redlightman.com/blog/complete-guide-light-therapy-dosing/

https://www.ncbi.nlm.nih.gov/pmc/articles/PMC2933784/

https://www.oglf.org/red-light-therapy-reviews/

https://www.healthline.com/health/red-light-therapy-psoriasis#talk-to-your-doctor

https://www.lighttherapydevice.com/red-light-therapy-psoriasis/

https://www.lighttherapydevice.com/red-light-therapy-rosacea-brief-guide/

https://redlighthealing.com/what-is-red-light

https://www.lighttherapydevice.com/red-light-therapy-for-eczema/

https://nationaleczema.org/eczema/treatment/phototherapy/

https://www.express.co.uk/life-style/health/38437/Red-light-for-cold-sores

https://redlighttherapy.lighttherapyoptions.com/red-light-therapy-for-skin-anti-aging/

https://www.healthline.com/nutrition/vitamin-d-deficiency-symptoms

https://www.ncbi.nlm.nih.gov/pmc/articles/PMC3423866/

https://avocadu.com/red-light-therapy-at-home/

www.ingramcontent.com/pod-product-compliance
Lightning Source LLC
Chambersburg PA
CBHW030716220526
45463CB00005B/2071